Oluseye Okunola

Correlatos de factores de risco cardiovascular entre estudantes recém-formados

Oluseye Okunola

Correlatos de factores de risco cardiovascular entre estudantes recém-formados

ScienciaScripts

Imprint

Cover image: www.ingimage.com

This book is a translation from the original published under ISBN 978-620-2-31893-8.

Publisher:
Sciencia Scripts
is a trademark of
Dodo Books Indian Ocean Ltd. and OmniScriptum S.R.L publishing group

120 High Road, East Finchley, London, N2 9ED, United Kingdom
Str. Armeneasca 28/1, office 1, Chisinau MD-2012, Republic of Moldova, Europe
Printed at: see last page
ISBN: 978-620-8-10895-3

ÍNDICE DE CONTEÚDOS

CAPÍTULO 1

INTRODUÇÃO

1.1 Informações gerais

As doenças cardiovasculares (DCV) são as principais causas de doença e morte a nível mundial[1] . As rápidas mudanças no estilo de vida conduziram a um aumento da magnitude das DCV, que estão a emergir como um problema de saúde predominante, especialmente nos países em desenvolvimento, onde as doenças não transmissíveis estão a substituir os inimigos tradicionais das doenças infecciosas e da má nutrição[1] . A chamada transição epidemiológica já está muito mais avançada em muitos países da região mediterrânica[2] .

Muitos factores de risco podem ajudar a prever a probabilidade de DCV: hereditariedade, sexo masculino, idade avançada, tabagismo, hipertensão arterial, diabetes mellitus, obesidade, falta de atividade física, dislipidemia e nível de homocisteína. Quanto mais factores de risco uma pessoa tiver, maior será a probabilidade de desenvolver doenças cardíacas[3] .

As doenças não transmissíveis (DNT) constituem o principal ónus para a saúde nos países industrializados[4] . Estão também a aumentar rapidamente nos países em desenvolvimento devido às transições demográficas e à alteração dos estilos de vida da população[4] . As doenças cardiovasculares (DCV) são atualmente uma das principais causas de morbilidade e mortalidade em todo o mundo. Estima-se que, até 2020, os países de baixo e médio rendimento terão a doença cardíaca isquémica como a causa mais frequente de morte e o maior peso da doença[5] . Algumas das razões para tal são o aumento do consumo de gorduras saturadas, que conduz a níveis elevados de colesterol no soro, e a inatividade física[6] .

1.2 Descrição do problema

Verifica-se um aumento global da prevalência de doenças crónicas não transmissíveis (DCNT), com 18 milhões de mortes por ano devido a DCV[65] . O aumento dos factores de risco das DCV é impulsionado pela prevalência crescente de excesso de peso e obesidade em todo o mundo, especialmente entre as crianças e os adolescentes.[65] Os jovens, incluindo os estudantes universitários, correm o risco de desenvolver doenças cardiovasculares, tendo em conta os seus estilos de vida e hábitos alimentares, que influenciam em grande medida o seu estado cardiovascular. Muitos comportamentos relacionados com a saúde ao longo da vida são estabelecidos durante este período. Com o aumento do número de restaurantes e lanchonetes no campus, associado a um horário apertado e a actividades académicas rigorosas, os estudantes universitários correm o risco de ter maus hábitos alimentares e estilos de vida que podem mais tarde afetar negativamente o seu estado cardiovascular. A sensibilização para os factores de risco das doenças cardiovasculares pode ajudar a prevenir a progressão de mais factores de risco e pode melhorar a qualidade de vida, necessária para um desempenho académico ótimo na universidade. Ao identificarem os factores de risco, os jovens podem aprender a geri-los e a controlá-los. Embora >80% do peso global das doenças cardiovasculares ocorra nos países em desenvolvimento, o conhecimento sobre os factores de risco provém, em grande medida, dos países desenvolvidos[66] . Até à data, os estudos de investigação documentados sobre os factores de risco cardiovasculares nos negros africanos nativos continuam a ser poucos e muito raros.

1.3 AIM

Avaliar os factores de risco cardiovascular entre os estudantes recém-licenciados.

1.4 OBJECTIVOS:

1. Determinar a prevalência destes factores de risco entre os inquiridos.
2. Identificar os factores de risco que influenciam o seu estado cardiovascular
3. Avaliar os determinantes sociodemográficos da DCV elevada entre os inquiridos.

1.5 JUSTIFICAÇÃO:

Compreender os factores de risco cardiovascular entre os novos estudantes universitários da OUA é uma componente essencial de um centro de saúde estudantil para servir as necessidades dos nossos estudantes. Além disso, os jovens, incluindo os novos estudantes universitários, são um alvo justificável para a avaliação de tais factores de risco, uma vez que constituem um grande grupo que só recentemente escapou às experiências adversas de mortalidade da infância e está agora a seguir as suas várias carreiras académicas que, no entanto, exigem vigor e vitalidade para um desempenho ótimo. Tendo em conta a comunidade da OUA, na qual a população estudantil constitui uma quota significativa, será de grande contribuição se o estado de saúde dos recém-licenciados, que devem ter sido inoculados com algumas doenças antes da admissão, for avaliado na íntegra, de modo a poder planear medidas preventivas. O conceito de identificação e modificação dos factores de risco baseia-se na ideia de que a exposição a factores ambientais aumenta o risco estatístico de desenvolver uma doença

e a alteração destes factores poderia adiar ou prevenir a doença. A identificação dos factores de risco que actuam nos jovens é importante, uma vez que se verificou que a correção dos factores de risco modificáveis é mais eficaz neste grupo etário do que nos doentes mais velhos[7] .

Embora numerosos estudos de países desenvolvidos tenham examinado os factores de risco de DCV na população adulta jovem, na maioria desses estudos a ênfase foi colocada principalmente nos casos clínicos[8-10] . Nenhum estudo examinou o risco de DCV em jovens adultos estudantes universitários assintomáticos para DCV. Para obter um perfil aproximado do estado de risco de DCV entre os estudantes universitários recém-formados, será realizado o presente estudo.

CAPÍTULO 2

REVISÃO DA LITERATURA

Mais de 68 milhões de americanos sofrem atualmente de uma ou mais formas de doença cardiovascular, de acordo com as últimas estimativas do Centro Nacional de Estatísticas da Saúde do governo federal.[21] Muitos mais correm *o risco* de desenvolver uma destas doenças graves. O conceito de factores de risco só evoluiu nos últimos 45 anos, aproximadamente, e novos factores são periodicamente acrescentados à lista à medida que a nossa compreensão do processo da doença aumenta. Para compreender quem está em risco e o que o risco significa efetivamente para um indivíduo, é necessário começar por compreender como se desenvolvem as doenças do coração e do sistema circulatório - em especial os ataques cardíacos.

Todos os ataques cardíacos, com raras excepções, são causados por aterosclerose, ou seja, um estreitamento e "endurecimento" das artérias coronárias resultante de depósitos de gordura chamados placa. Este processo, através do qual a parede da artéria é infiltrada por depósitos de colesterol e cálcio, estreita o lúmen (o orifício interno) da artéria. Quando o grau de estreitamento atinge um nível crítico, o fluxo sanguíneo para a parte do coração fornecida por essa artéria é interrompido e ocorre lesão do músculo cardíaco - um ataque cardíaco. Se a redução do fluxo sanguíneo não for total e for apenas temporária, em relação às necessidades do músculo, não se verificam danos permanentes, mas o indivíduo pode sofrer de angina de peito - dor no peito em resultado da insuficiência de sangue e de oxigénio numa parte do coração em resposta às suas necessidades (um processo denominado isquemia). A aterosclerose também ocorre noutros vasos sanguíneos, como a artéria carótida, que transporta sangue para o cérebro, ou as artérias que fornecem sangue às pernas, e pode levar a problemas semelhantes, A aterosclerose significativa nas artérias que irrigam o cérebro pode causar ataques isquémicos transitórios (AIT) ou acidentes vasculares cerebrais, enquanto a doença arterial periférica, com claudicação intermitente (dor ao caminhar ou atividade semelhante), ocorre quando há aterosclerose significativa nas artérias das pernas[21] .

O facto de a placa aterosclerótica ser maioritariamente constituída por colesterol é conhecido desde meados do século XIX.[21] No entanto, só no século XX, quando as medidas gerais de higiene reduziram consideravelmente o número de vítimas de doenças infecciosas e permitiram que as pessoas vivessem muito mais tempo, é que nos apercebemos do enorme impacto da aterosclerose na saúde geral. Nas décadas de 1930 e 1940, a taxa de mortalidade nos Estados Unidos por doença cardíaca aterosclerótica estava a aumentar a um ritmo alarmante e era evidente que estávamos perante uma epidemia de doenças cardiovasculares. As razões para esta epidemia não eram totalmente claras. Alguns cientistas estavam convencidos de que havia uma única causa para a aterosclerose - gordura alimentar e colesterol - enquanto outros estavam mais impressionados com a associação da tensão arterial elevada ou do consumo de cigarros com os ataques cardíacos. A maioria dos investigadores defendia a teoria de que tinha de haver múltiplas causas para a aterosclerose, embora fosse discutível quais eram exatamente.

Após a Segunda Guerra Mundial, foi iniciado o primeiro estudo abrangente e em grande escala para determinar as causas da doença cardíaca aterosclerótica, o Framingham Heart Study. Em 1948, investigadores da cidade de Framingham, Massachusetts, um subúrbio de Boston, inscreveram no estudo 5.209 residentes locais, com idades compreendidas entre os 30 e os 62 anos. Começaram a examinar os participantes de dois em dois anos, e continuam a fazê-lo. No início da década de 1970, 5.135 descendentes adultos dos participantes originais juntaram-se ao estudo.

Em pouco tempo, os investigadores de Framingham estabeleceram que existem, de facto, muitos factores que predispõem um indivíduo para o desenvolvimento de aterosclerose. A lista destes factores, agora designada por factores de risco cardiovascular (um termo cunhado pelo Dr. William Kannel, o primeiro diretor do estudo de Framingham), continua a crescer à medida que a informação de Framingham e de numerosos outros estudos se torna disponível e que aprendemos mais sobre as possíveis causas da doença aterosclerótica.[21]

Em geral, as doenças cardiovasculares (DCV) acompanham a obesidade e o facto de se ser obeso aumenta consideravelmente o risco de DCV. A DCV é uma doença que engloba todas as doenças do coração e/ou dos vasos sanguíneos, incluindo a doença das artérias coronárias, arritmias e defeitos cardíacos congénitos. As condições ou episódios causados pelo estreitamento dos vasos sanguíneos também se enquadram no âmbito das doenças cardiovasculares, incluindo o enfarte do miocárdio, a angina e a tensão arterial elevada. As doenças cardiovasculares são uma preocupação de saúde pública desde 1925[20] , e as doenças cardiovasculares foram a principal causa de morte tanto para homens como para mulheres em 2006, sendo responsáveis por cerca de 34% de todas as mortes nesse ano[21,22] . Em 2010, estima-se que as DCV custarão aos Estados Unidos cerca de 316,4 mil milhões de dólares, o que inclui o custo dos serviços de saúde, medicamentos e perda de produtividade no trabalho[23] .

Existem sete factores de risco de DCV (história familiar de doença cardiovascular, tabagismo, hipertensão, dislipidemia, diabetes mellitus, obesidade e sedentarismo). , tal como definido pelo American College of Sports Medicine (ACSM)[24] . A obesidade está também associada a três dos sete outros factores, incluindo a diabetes de tipo 2, a hipertensão arterial e o colesterol total elevado. Um estilo de vida sedentário é outro fator de risco que anda de mãos dadas com a obesidade; é também uma forte indicação da presença de outros factores de risco controláveis. Por conseguinte, levar um estilo de vida sedentário aumenta consideravelmente o risco de DCV.

No entanto, continua a não ser claro se existe uma relação entre a exposição a um ambiente saudável e a estratificação de baixo risco de DCV, entre os professores. Os comportamentos de saúde positivos estão associados à ausência de tabagismo e a um baixo IMC[25] . Um estilo de vida saudável inclui seguir os protocolos de atividade física do ACSM, não fumar e seguir uma dieta equilibrada, tal como especificado pela myPyramid do USDA (Departamento de Agricultura dos Estados Unidos)[26] . Além disso, o conhecimento da história familiar é importante para avaliar o risco de doença cardíaca. Um comportamento saudável inclui também visitas regulares ao médico, não só para avaliar o estado geral de saúde, mas também para medir os perfis de lípidos e de glicose no sangue. A adoção de um estilo de vida saudável pode prevenir e gerir seis dos sete factores de risco propostos pelo American College of Sports Medicine[24] . A genética é o único fator de risco não modificável. Dado que as doenças cardiovasculares são em grande parte evitáveis, os americanos precisam de ser informados sobre os seus factores de risco, a fim de erradicar esta doença.

2.1 O que são as doenças cardiovasculares?

A doença cardiovascular (DCV) é um termo geral utilizado para descrever perturbações que podem afetar o coração (cardio) e/ou o sistema de vasos sanguíneos do corpo (vascular).

A maioria das doenças cardiovasculares reflecte condições crónicas - condições que se desenvolvem ou persistem durante um longo período de tempo. No entanto, alguns dos resultados das doenças cardiovasculares podem ser acontecimentos agudos, como ataques cardíacos e acidentes vasculares cerebrais que ocorrem subitamente quando um vaso que fornece sangue ao coração ou ao cérebro fica bloqueado.

A utilização mais comum do termo DCV refere-se a doenças associadas à aterosclerose. Estas doenças ocorrem mais frequentemente em pessoas que fumam, que têm pressão arterial elevada, que têm colesterol elevado (especialmente LDL elevado), que têm excesso de peso, que não fazem exercício e/ou que têm diabetes. As iniciativas de saúde pública centram-se na redução das DCV, incentivando as pessoas a seguir uma dieta saudável, evitar fumar, controlar a tensão arterial, reduzir o colesterol no sangue, praticar exercício físico regularmente e, se forem diabéticas, manter um bom controlo da glicemia. Algumas das classificações de DCV descritas acima incluem

- Doença cardíaca coronária (DCC) e doença arterial coronária (DAC) - doença dos vasos sanguíneos que irrigam o coração e que pode provocar: angina, ataque cardíaco e doença cardíaca congestiva

  falha.

- Doença cerebrovascular - doença dos vasos sanguíneos que irrigam o cérebro e que pode levar a ataques isquémicos transitórios (AIT) ou "mini AVC".
- Doença vascular periférica - doença dos vasos sanguíneos que irrigam os braços e as pernas e que pode provocar: Claudicação - obstrução do fluxo sanguíneo nas artérias, causando dor, gangrena - morte dos tecidos das pernas devido a má circulação e aneurismas.[68]

A Organização Mundial de Saúde estima que 17,5 milhões de pessoas morreram de DCV em 2005, o que representa 30% de todas as mortes a nível mundial. Destes, 7,6 milhões deveram-se a doenças coronárias e 5,7 milhões a acidentes vasculares cerebrais.[67] Sendo a principal causa de morte a nível mundial, as doenças cardiovasculares são um foco de interesse internacional.

Na realidade, há várias outras doenças que afectam o coração e outros vasos sanguíneos, incluindo as veias. O coração pode ser danificado por problemas que ocorrem durante o desenvolvimento do coração, o que se designa por doença cardíaca congénita. Podem ocorrer danos nas válvulas do coração devido a infecções, designadas endocardite. O músculo do coração pode ser danificado, quer lentamente (designado por cardiomiopatia), quer mais rapidamente por infecções (designado por miocardite). Podem formar-se coágulos sanguíneos nas veias (trombos) que se desprendem e vão para outros órgãos (designados êmbolos). Os vasos sanguíneos podem ser danificados por inflamação, denominada vasculite.

2.2 Factores de risco para doenças cardiovasculares.

As doenças cardiovasculares são a principal causa de doença e morte nos Estados Unidos. A maioria dos casos tem origem na aterosclerose, uma doença em que o colesterol, a gordura e o tecido fibroso se acumulam nas paredes das artérias de grande e médio calibre.

Na doença cardíaca coronária (DCC), as artérias que vão para o músculo cardíaco (miocárdio) estão estreitadas. A redução do fornecimento de sangue ao coração pode resultar em dores no peito (angina de peito) ou noutros sintomas, normalmente desencadeados por esforço físico. Se um vaso sanguíneo estreitado for completamente bloqueado por um coágulo sanguíneo, a área do coração imediatamente a seguir ao bloqueio fica sem oxigénio e nutrição, o que resulta num ataque cardíaco (enfarte do miocárdio).

Tal como outros processos de doença degenerativa, a aterosclerose pode demorar anos a desenvolver-se. A dieta está implicada porque os depósitos nas paredes arteriais contêm níveis elevados de gordura e colesterol. Estudos efectuados em seres humanos e animais mostraram ligações entre os hábitos alimentares e a aterosclerose.

Pelo menos nove factores de risco podem ajudar a prever a probabilidade de doença cardíaca: hereditariedade, sexo masculino, idade avançada, tabagismo, hipertensão arterial, diabetes, obesidade (especialmente excesso de gordura abdominal), falta de atividade física e níveis anormais de colesterol no sangue. Quanto mais factores de risco uma pessoa tiver, maior é a probabilidade de desenvolver uma doença cardíaca. A hereditariedade, o género e a idade não podem ser alterados, mas os outros podem ser influenciados pelo comportamento do indivíduo.

Vários destes factores de risco estão inter-relacionados. A obesidade, a falta de exercício físico e o consumo de tabaco podem aumentar a tensão arterial e influenciar negativamente os níveis de colesterol no sangue. Vários estudos sugerem que a exposição ao fumo do tabaco no ambiente ("tabagismo passivo") também aumenta o risco de desenvolver doenças cardíacas[27-28.] Algumas autoridades acreditam que o stress emocional é um fator de risco, mas as provas não são claras.

O exercício físico oferece muitos benefícios. As pessoas que praticam exercício físico tendem a viver mais tempo e a ter menos doenças cardiovasculares do que as que não o fazem[29] . Um programa de exercício bem concebido pode aumentar a resistência e a resistência, baixar a tensão arterial, melhorar os níveis de colesterol no sangue, ajudar a controlar o peso, ajudar a baixar os níveis anormais de açúcar no sangue, reduzir o stress, melhorar o sono e ajudar a prevenir a osteoporose. O exercício vigoroso é vantajoso, mas mesmo o exercício moderado tem efeitos protectores importantes[30] .

Os níveis de colesterol no sangue devem ser determinados por um exame de rastreio chamado análise lipídica (ou perfil lipídico), que mede os níveis de lipoproteínas de baixa densidade (LDL), lipoproteínas de alta densidade (HDL) e triglicéridos, bem como os níveis de colesterol total no sangue. Se o LDL estiver muito alto ou o HDL muito baixo, deve ser iniciado um programa de correção supervisionado por um médico. O National Cholesterol Education Program recomenda a medição dos níveis de colesterol pelo menos uma vez a cada cinco anos[31] . Pessoas com níveis anormais devem medi-los com mais frequência do que aquelas que não os têm.

2.3 COMO SÃO IDENTIFICADOS OS FACTORES DE RISCO

Um fator de risco cardiovascular é uma condição que está associada a um risco acrescido de desenvolver uma doença cardiovascular. A associação é quase sempre estatística e, por isso, o facto de uma determinada pessoa ter um determinado fator apenas aumenta a *probabilidade* de desenvolver um certo tipo de doença cardiovascular, não significando que seja certo que venha a desenvolver uma doença cardíaca ou dos vasos sanguíneos. Por outro lado, o facto de um indivíduo não ter um determinado fator de risco cardiovascular (ou, aliás, *nenhum* dos factores de risco cardiovascular conhecidos) não garante proteção contra as doenças cardíacas. Ainda hoje, muitos indivíduos que sofrem ataques cardíacos ou acidentes vasculares cerebrais não têm nenhum dos factores de risco identificados.[68]

O epidemiologista estuda populações. Começa por selecionar um grupo que seja representativo da população à qual a informação será posteriormente aplicada. Para examinar a causa da aterosclerose, por exemplo, o grupo de estudo selecionado deve ser maioritariamente composto por adultos jovens e de meia-idade que não apresentem indícios de doença cardiovascular no início do estudo. Uma vez que as diferenças entre indivíduos serão pequenas, o grupo deve ser suficientemente grande para permitir que as relações entre os factores em estudo e a doença se tornem evidentes e para que os investigadores possam tirar conclusões sobre essas relações. Enquanto os estudos anteriores se limitavam a grupos muito mais pequenos, o advento dos computadores permitiu aos epidemiologistas recolher e analisar enormes quantidades de dados e estudar grupos ou populações muito grandes, por vezes com centenas de milhares de pessoas.[68]

O grupo de estudo deve ser seguido durante um período de tempo considerável. Uma doença crónica como a aterosclerose, que tem muitas causas e normalmente requer anos para que se desenvolvam sinais ou sintomas de doença cardíaca, requer múltiplas observações ao longo de muitos anos para determinar como cada potencial fator de risco está a mudar e a interagir com os outros.

Para que qualquer estudo epidemiológico seja útil, é necessário estudar os factores adequados. Nenhum dos factores de risco que constam da lista atualmente aceite foi criado por acaso; cada um deles resultou de observações cuidadosas e de suposições fundamentadas. Por exemplo, os investigadores sabiam que os homens tinham ataques cardíacos com mais frequência do que as mulheres. Do mesmo modo, os idosos têm mais doenças vasculares do que as crianças, enquanto as pessoas com tensão arterial elevada têm mais acidentes vasculares cerebrais do que as pessoas com tensão normal.[68]

E, finalmente, para que os inquéritos epidemiológicos sejam válidos, cada fator estudado e cada evento clínico (um processo de doença objetivamente definido e observável, como um ataque cardíaco) que ocorra durante o estudo devem ser medidos com exatidão e precisão. Os epidemiologistas aprenderam a normalizar a tensão arterial e várias medições laboratoriais, por exemplo, para garantir que os participantes no estudo são avaliados da mesma forma. Os primeiros inquéritos baseavam-se em informações das certidões de óbito, que nem sempre eram exactas. Os estudos contemporâneos têm acesso a registos médicos mais detalhados e precisos, bem como a testes laboratoriais e equipamento de diagnóstico sofisticados. Para que um fator de risco cardiovascular "candidato" se torne um membro permanente da lista, tem de cumprir vários critérios:

*A associação estatística entre o fator e a doença cardiovascular deve ser forte.

Em geral, a presença do fator deve, pelo menos, duplicar o risco de doença. Os epidemiologistas consideram que qualquer fator inferior a este é uma associação fraca.

*A associação deve ser consistente. O fator de risco deve produzir doença independentemente do sexo, idade ou raça, e a associação deve estar presente em todos ou na maioria dos estudos em que foi avaliada.

*A associação deve fazer sentido do ponto de vista biológico. Um fator pode parecer estar estatisticamente relacionado com uma doença, mas se essa relação não for biologicamente plausível, a associação estatística pode ter pouco significado.

*O impacto do fator de risco proposto deve poder ser demonstrado experimentalmente no laboratório. (Isto é normalmente, mas nem sempre, exequível).

*O tratamento que altera favoravelmente o fator de risco deve reduzir a incidência da doença.

*O fator deve contribuir de forma independente para aumentar o risco de um indivíduo desenvolver a doença. Verificou-se que alguns factores estudados ocorrem apenas em conjunto com outro verdadeiro fator de risco cardiovascular.

Uma técnica estatística denominada análise multivariada permite aos investigadores distinguir as verdadeiras associações das que parecem contribuir, mas não o fazem de forma independente.

Um bom exemplo é o consumo de café, que inicialmente parecia estar associado a um risco acrescido de doença cardíaca. A análise multivariada mostrou que a associação não era independente, mas sim devida ao facto de muitas pessoas fumarem cigarros quando bebem café. Quando esse fato foi levado em conta, ficou claro que o verdadeiro vilão é o cigarro, e não a cafeína.

Alguns factores de risco cardiovascular são dicotómicos, ou seja, estão presentes ou ausentes. O género masculino e a história familiar são dois exemplos. No entanto, a maioria dos factores de risco são contínuos, ou seja, acima de um determinado limiar, o risco aumenta à medida que a força ou a gravidade

do fator de risco aumenta. Por exemplo, quanto mais cigarros forem fumados por dia, maior é o risco de doença cardíaca. Este fenómeno é também designado por "dose-resposta". [68]

O risco pode aumentar drasticamente quando a intensidade do fator de risco ultrapassa um determinado nível. A tensão arterial e os níveis de colesterol no sangue são factores de risco típicos. Em ambos os casos, há um aumento muito pequeno do risco à medida que o nível se eleva dentro do intervalo considerado "normal". Este aumento do risco é tão pequeno que qualquer tentativa de o reduzir não melhoraria as perspectivas gerais. No outro extremo da escala, existe um ponto (90 mm Hg para a pressão arterial diastólica e 240 mg/dl para o colesterol sérico) acima do qual o risco aumenta substancialmente.

Atualmente, é possível estimar quantitativamente o risco cardiovascular de um indivíduo. Esta técnica utiliza dados recolhidos em inquéritos epidemiológicos que atribuem diferentes níveis de risco a factores como a tensão arterial, o colesterol sérico, a idade e o número de cigarros fumados por dia. Em segundos, é possível calcular a probabilidade de um indivíduo ter um ataque cardíaco num determinado período de tempo.

Esta abordagem também mostra que o impacto dos factores de risco é, pelo menos, aditivo e, possivelmente, multiplicativo. Isto significa que o risco de um indivíduo é determinado, em parte, pelo número de factores de risco presentes, bem como pelo nível de cada fator individual. Por exemplo, uma pessoa com tensão arterial *e* colesterol sérico ligeiramente elevados pode ter um risco maior de sofrer um ataque cardíaco ou um AVC do que uma pessoa com tensão arterial ainda mais elevada e colesterol sérico normal.

Este efeito combinado tem uma série de implicações importantes para os indivíduos. Em primeiro lugar, não é sensato considerar o risco de ter uma doença cardíaca como grande ou pequeno com base num único fator de risco. Em segundo lugar, um programa de tratamento para a redução dos factores de risco deve ser abrangente. Em terceiro lugar, é provável que as medidas de prevenção da doença cardíaca aterosclerótica e do AVC sejam mais benéficas para as pessoas com maior risco e difíceis de provar para as pessoas com uma probabilidade minimamente aumentada de desenvolver estas doenças.

2.4 Obesidade

A AHA define a obesidade como um dos principais factores de risco para as doenças cardiovasculares.[35] O risco é acentuado quando a obesidade tem um componente abdominal predominante.[34] A obesidade aumenta normalmente a tensão arterial e os níveis de colesterol[35, 36, 37] e diminui os níveis de colesterol HDL.[36, 37] Predispõe à diabetes tipo 2.[34] Também afecta negativamente outros factores de risco: triglicéridos[36 37] ; partículas LDL pequenas e densas[38] ; resistência à insulina[39, 40] ; e factores pró-trombóticos.[41, 42] Embora os dados de Framingham não o demonstrem,[32] outros estudos longitudinais a longo prazo sugerem que a obesidade prediz a doença coronária independentemente dos factores de risco conhecidos. A associação entre o excesso de peso corporal e a doença coronária parece ser particularmente forte nos americanos brancos. Por exemplo, num estudo prospetivo a longo prazo,[43] os homens com idades compreendidas entre os 40 e os 65 anos e com um índice de massa corporal (IMC) de 25 a 29 kg/m^2 tinham 72% mais probabilidades de desenvolver uma doença coronária fatal ou não fatal do que os homens sem excesso de peso. Noutro estudo,[44] as mulheres cujo IMC era de 23 a 25 kg/m^2 apresentavam um aumento de 50% no risco de CHD em comparação com as mulheres com IMC inferior. A relação global entre o peso corporal e a morbilidade e mortalidade por doença coronária está menos bem definida para as mulheres hispânicas,[45] índias Pima,[46] e mulheres negras americanas[47] ; mesmo assim, a obesidade é um fator de risco para a diabetes de tipo 2, que por sua vez é um fator de risco para a doença coronária. Ainda há muito a aprender sobre os mecanismos biológicos subjacentes à associação entre a obesidade e a doença coronária, mas não há dúvida de que existe uma forte associação.

Consequentemente, a obesidade é um forte fator de risco de CHD[33] e é um alvo direto de intervenção.[34] A prevenção da obesidade e a redução do peso em pessoas com excesso de peso são partes integrantes da estratégia de redução do risco a longo prazo. O recente relatório da Iniciativa de Educação sobre a Obesidade do NHLBI[34] fornece uma diretriz abrangente para a gestão de doentes com excesso de peso e obesidade na prática clínica.

Fegall e Carroll, et al.[48] realizaram o National Health and Nutrition Examination Survey (NHANES), um estudo para examinar a prevalência e as tendências da obesidade em adultos de 1999 a 2008. Além disso, o estudo examinou a prevalência atual da obesidade em 2007-2008. O NHANES é um inquérito de ciclo contínuo em que os dados são divulgados de dois em dois anos. Os participantes incluíram 8082 homens e mulheres, tendo sido avaliadas as medidas de altura e peso. Os dados foram utilizados para calcular o IMC e para avaliar a prevalência de excesso de peso e obesidade; 25,0-29,0 e mais de 30,0 foram os intervalos para determinar o excesso de peso e a obesidade, respetivamente. Globalmente, a prevalência da obesidade nos homens em 2007-2008 foi de 32,2% e nas mulheres de 35,5%. Os dados combinados de excesso de peso e obesidade revelaram uma prevalência de aproximadamente 68%. Os investigadores concluíram que se registaram apenas pequenos aumentos da obesidade desde o estudo anterior, pelo que a tendência da obesidade é relativamente estável. No entanto, as tendências futuras são difíceis de prever devido às causas da variabilidade das tendências anteriores. É de salientar que a obesidade é um precursor de muitas doenças crónicas, incluindo, entre outras, as doenças cardiovasculares.

Freedman, et al.[49] realizaram o Bogulsa Heart Study, um estudo longitudinal para acompanhar a obesidade infantil e o impacto na obesidade adulta e subsequentes factores de risco de doença coronária. Participaram no estudo 2617 indivíduos. O IMC foi avaliado nas crianças com idades compreendidas entre os 2 e os 17 anos e, 17 anos mais tarde, foram medidos o perfil lipídico, os níveis de glucose e a pressão arterial, quando os participantes tinham entre 18 e 37 anos. A análise dos dados mostrou que a obesidade infantil é um forte indicador e preditor de obesidade mais tarde na vida, de morbilidade (incluindo DCV) e de mortalidade. Todos os adultos que foram classificados como obesos não diferiram no seu nível de factores de risco, dependendo do facto de terem ou não excesso de peso em criança. No entanto, os adultos que se tornaram obesos mais cedo na vida apresentaram níveis mais elevados de factores de risco. Os estudos futuros acompanham a idade da obesidade em comparação com a prevalência dos factores de risco da doença arterial coronária.

2.5 Perceção do risco de DCV

Barnhart e Wright, et al.[50] realizaram um estudo para avaliar a perceção do risco de DCV de um indivíduo em comparação com o seu risco real de DCV e os comportamentos de saúde subsequentes. Os investigadores inquiriram 250 indivíduos com pelo menos um fator de risco de DCV, em salas de espera de clínicas médicas ambulatórias no Bronx, em Nova Iorque. O risco percebido foi medido utilizando a escala de Risco Coronário, Perceção Individual (CRIP), e resumiu as pontuações dos comportamentos de dieta e exercício auto-relatados. Muitos dos inquiridos que, alegadamente, consideravam estar em baixo risco de DCV estavam, na realidade, em alto risco de DCV (mais de três factores de risco). Estes resultados realçam a importância de abordar a perceção de risco de um indivíduo quando se consulta sobre prevenção e/ou tratamento de DCV.

Power, et al.[51] realizaram um estudo para determinar a associação entre a cognição na infância e os factores de risco de DCV na idade adulta, e se tal poderia ser explicado por causas comuns, posição social na idade adulta ou comportamentos de saúde. Aos 11 anos de idade, os participantes foram submetidos a testes de matemática, leitura e capacidade geral adequados à idade, e os enfermeiros acompanharam os participantes 34 anos mais tarde para fazer exames clínicos, para além de uma avaliação dos comportamentos de saúde e da classe com base na ocupação atual, em casa dos indivíduos. Os dados revelaram que a melhoria do perfil de risco cardiovascular na meia-idade foi determinada por comportamentos de saúde e destinos sociais na idade adulta. Um estatuto socioeconómico mais elevado na infância levou a níveis de educação mais elevados que, por sua vez, mediaram a cognição dos factores de risco de DCV. Os comportamentos de saúde dos adultos também indicavam a cognição dos factores de risco de DCV e as circunstâncias sociais tinham uma forte influência no comportamento. O papel da educação na cognição é substancial e pode estar relacionado com a literacia em saúde, o acesso a tratamentos de saúde e o cumprimento dos mesmos, bem como com associações de resultados de saúde.

Hall e Saukko, et al.[52] realizaram um estudo para examinar a forma como os médicos comunicam e os pacientes compreendem a história familiar no contexto da doença coronária (CHD) na avaliação do risco. Vinte e um voluntários foram recrutados quando solicitaram um teste de colesterol numa consulta médica. Cada paciente preencheu um questionário de história familiar e uma entrevista com um médico. Os resultados evidenciaram três preocupações em termos de história familiar. Em primeiro lugar, as explicações do paciente sobre a história familiar não foram aprofundadas; os médicos não dedicaram tempo a explorar completamente a história familiar para a doença coronária. Em segundo lugar, a relação entre a história familiar e outros factores de risco não foi discutida com o doente. Por último, os antecedentes familiares e a sua relação com o risco global de doença coronária não foram totalmente explicados ao doente. Este estudo realça a necessidade de uma maior comunicação entre o médico e o doente sobre o risco e a relação entre os factores de risco. Uma melhor compreensão dos factores de risco e da sua relação entre si é uma informação importante para os indivíduos que apresentam um risco baixo a moderado de doença coronária.

2.6 Correlatos de DCV/factores de estilo de vida

Lakka et al.[53] realizaram um estudo com o objetivo de investigar a relação entre a síndrome metabólica e a sua correlação com a doença cardiovascular e a mortalidade, entre homens de meia-idade. Os participantes no estudo eram homens finlandeses com idades compreendidas entre os 42 e os 60 anos (1984-1989), que foram seguidos até dezembro de 1998; não apresentavam sinais de DCV, diabetes ou cancro. Foram avaliados os factores de risco para a síndrome metabólica no início e no fim do período de tempo do estudo para determinar a doença desenvolvida. A causa de morte foi determinada para os participantes que faleceram durante o estudo (109 participantes). Verificou-se uma associação positiva entre a síndrome metabólica e a mortalidade cardiovascular e global. Estes dados sugerem que alterações modestas no estilo de vida afectam favoravelmente os factores de risco metabólicos e cardiovasculares. No entanto, verificou-se que a alteração do estilo de vida não impediu o diagnóstico da síndrome metabólica.

Meng et al.[54] efectuaram um estudo para determinar se o comportamento positivo em matéria de saúde é

associados a doenças crónicas, cancro e mortalidade. Foi utilizado um índice de risco de doença crónica (CDRI) como ferramenta para avaliar o impacto das práticas e comportamentos do estilo de vida. A população total do estudo era de 31 700 participantes; os sujeitos preencheram um inquérito concebido pelo Departamento de Saúde do Havai, de 1974 a 1980. Em 1994, foi realizado outro inquérito e uma ronda de entrevistas. O CDRI incluía cinco factores de risco modificáveis relacionados com o estilo de vida. Os dados revelaram que os factores de risco eram cumulativos e que os factores de risco individuais estavam agrupados. O IMC e o tabagismo estavam altamente correlacionados com as doenças crónicas e a mortalidade. Estes dados revelaram uma relação entre o IMC e a ingestão de gorduras no risco de doenças crónicas. Um potencial fator de confusão foi o facto de a atividade física não ter sido tida em conta nas análises. No entanto, estes dados mostraram que os factores adversos do estilo de vida são sinérgicos, e não simplesmente aditivos, para o risco de doenças crónicas.

Lutsey, et al.[55] realizaram um estudo para determinar se o local de nascimento, o número de gerações nos EUA e o estatuto socioeconómico estão associados a factores de risco subclínicos de DCV. Foram recolhidos dados do Estudo Multi-Étnico de Aterosclerose (MESA), que incluiu 6717 participantes com idades compreendidas entre os 45 e os 84 anos, bem como modelos de regressão binomial para calcular os rácios de prevalência dos dados recolhidos. Adicionalmente, foram avaliados outros factores de risco; os participantes preencheram um questionário e, em seguida, foi utilizada uma máquina de ultra-sons para obter imagens da artéria carótida interna e, por fim, foi recolhida uma amostra de urina para determinar as concentrações de albumina e creatinina. Verificou-se que uma maior aculturação estava associada a uma maior prevalência de placa carotídea. A prevalência da albuminia (precursora da aterosclerose microvascular) e da educação nos brancos estava inversamente relacionada com o estatuto socioeconómico. Os dados também mostraram que os negros nascidos em África tinham uma prevalência mais baixa de placa carotídea do que os negros nascidos nos Estados Unidos. Verificou-se uma relação inversa entre o estatuto socioeconómico e a prevalência da placa carotídea. Em termos gerais, estes dados sugerem que, em todos os grupos raciais/étnicos, o aumento da prevalência da placa carotídea e da espessura da intimamédia estava associado a um estatuto socioeconómico mais baixo e a uma maior aculturação nos EUA, salientando a associação entre um estatuto socioeconómico baixo e a prevalência de DCV.

Randall et al.[56] efectuaram um estudo sobre a variabilidade da frequência cardíaca (VFC) e a sua correlação com a morbilidade e a mortalidade por DCV. Foi demonstrado que os indivíduos casados correm um risco menor de morbilidade e mortalidade por DCV em comparação com os indivíduos em isolamento social. O estado civil é a medida mais objetiva da estrutura de apoio social. Oitenta e oito voluntários de três clínicas de dor torácica de acesso rápido de um hospital de Londres participaram no estudo. Foram avaliados dados demográficos, de comportamento em relação à saúde, psicológicos, antropométricos e clínicos. O estado civil solteiro está associado a uma menor VFC do que o grupo do estado civil casado. Uma VFC mais baixa é um fator de previsão da incidência e do prognóstico da doença coronária. Foi também observado um impacto benéfico do casamento na VFC. Estes dados sugerem que é importante que os profissionais de saúde tenham em conta o estado civil e os mecanismos subjacentes aos diferenciais do estado de saúde, quando avaliam um doente em risco de doença cardiovascular.

2.7 Academia

Leslie Spencer[57] efectuou um estudo para determinar as doenças cardiovasculares

factores de risco entre estudantes universitários. O principal objetivo deste estudo era fornecer dados normativos sobre os factores de risco de DCV de estudantes universitários tradicionais, uma vez que investigações anteriores demonstraram que os estudantes universitários não têm os hábitos de saúde mais desejáveis, apesar de indicarem um conhecimento aprofundado dos factores de risco. Participaram no estudo 226 estudantes, com idades compreendidas entre os 18 e os 26 anos, de uma universidade de Nova Jérsia. Os participantes preencheram um inquérito relativo ao sexo, etnia, idade, hereditariedade, consumo de tabaco, alimentação, nível de stress percebido, consumo de álcool e, em seguida, foram feitas medições da tensão arterial e do colesterol. Em geral, os estudantes universitários possuíam vários factores de risco de doença cardíaca.

Além disso, os estilos de vida pouco saudáveis dos estudantes foram preditores de leituras adversas do colesterol, que é um fator de risco para as DCV. Estudos futuros devem utilizar uma técnica de amostragem mais aleatória para incorporar uma amostra mais representativa da universidade.

Siegel et al.[58] efectuaram um estudo de promoção da saúde no local de trabalho para acompanhar o efeito de um programa de intervenção sobre a obesidade em escolas primárias. Participaram um total de 16 escolas, 8 de controlo e 8 de intervenção. Os participantes do estudo de dois anos preencheram um inquérito e foram avaliados quanto a dados antropométricos antes e depois da intervenção. Os investigadores colocaram a hipótese de que, após a intervenção, o grupo teria um IMC mais baixo e uma maior probabilidade de alterar significativamente os comportamentos em termos de dieta e de atividade física do que o grupo de controlo. A análise dos dados mostrou que o IMC foi reduzido ao longo dos dois anos nas escolas intervencionadas e que o IMC dos indivíduos do grupo de controlo foi ligeiramente superior no mesmo período de dois anos. No entanto, não se verificaram diferenças significativas no consumo de fruta e legumes ou na atividade física, tal como comprovado pela análise dos dados do IPAQ. Em geral, registaram-se alterações moderadas no estado de saúde. As futuras intervenções devem determinar exatamente quais as actividades que promoveram mais alterações e centrar-se no ajustamento da ingestão de calorias, em vez de seguir a dieta através do consumo de frutas e legumes.

Lucile L. Adams-Campbell et al[59] realizaram um estudo sobre a avaliação dos factores de risco cardiovascular em estudantes nigerianos, no qual avaliaram a prevalência de factores de risco cardiovascular em 65 estudantes de medicina nigerianos que frequentavam a Universidade de Benim, na cidade de Benim, na Nigéria. A idade variava entre os 17 e os 28 anos, com uma média de idade de 20,9 anos para os homens e de 18,8 anos para as mulheres. Cerca de 8% dos homens e 0% das mulheres eram fumadores actuais, enquanto o consumo de álcool foi observado em 14,6% dos homens e em 0% das mulheres. Os homens nigerianos apresentavam uma tensão arterial diastólica significativamente mais elevada do que os homens brancos e negros americanos. Em comparação com os homens negros americanos, os homens nigerianos apresentavam concentrações de colesterol total e de triglicéridos consideravelmente mais baixas. As mulheres nigerianas não diferiam das mulheres negras americanas no que respeita ao colesterol total, mas tinham concentrações de triglicéridos significativamente mais baixas.

Jasim N Al-Asadi et al[60] num estudo para determinar a prevalência de factores de risco de doenças cardiovasculares entre jovens adultos estudantes universitários. Foram incluídos 232 estudantes, todos sintomáticos para DCV, 36 (15,5%) fumadores, 92 (39,6%) com uma dieta predominantemente gorda, 17 (7,3%) obesos, 22 (9,5%) fisicamente inactivos, 24 (10.3%) tinham história parental positiva de morte por DCC, 49 (21,1%) tinham personalidade tipo A, 5 (2,2%) tinham diabetes mellitus, 13 (5,6%) tinham pressão arterial sistólica >= 140 mmHg e 20 (8,6%) tinham pressão arterial diastólica >= 90 mmHg. A prevalência do tabagismo e da inatividade física foi significativamente mais elevada nos homens do que nas mulheres. A obesidade e a história parental de morte por doença coronária foram significativamente mais prevalentes no grupo etário mais velho (<30 anos). O nível elevado de colesterol sérico prevaleceu em 17 (7,3%), o nível baixo de HDL-C em 12 (15,2%), os níveis elevados de LDL-C em 11 (4,7%) e o nível elevado de triglicéridos em 5 (2,2%). O nível baixo de apo A prevaleceu em 28 (16,2%) dos homens e em 9 (15,3%) das mulheres, enquanto o nível elevado de apo B prevaleceu em 12 (6,9%) dos homens em comparação com 2 (3,4%) das mulheres. A prevalência de níveis anormais dos rácios HDL-C, TC/DL e LDL/HDL foi significativamente mais elevada no grupo etário mais velho (>=30 anos) do que nos indivíduos mais jovens (<30 anos), não tendo sido observada qualquer diferença significativa na prevalência dos factores de risco lipídico entre homens e mulheres. Estes jovens adultos podem estar mais expostos ao risco de DCV subsequente do que o esperado.

I.O Ameen et al[61] no seu estudo para determinar a prevalência de factores de risco de doenças cardiovasculares entre os jovens nigerianos, que incluiu 213 estudantes universitários da Universidade de Ibadan. A idade média dos inquiridos foi de 20,9 ± 1,9 anos, variando entre 17 e 24 anos. O rácio entre homens e mulheres foi de 1,24: 1. 1,9% referiram o consumo de cigarros; duração média do consumo de cigarros = 5 anos, número médio de paus de cigarro fumados por dia = 3,8 ± 2,2, enquanto 8,5% referiram o consumo de álcool; mediana de 2 garrafas de cerveja consumidas por semana. Os hábitos alimentares revelaram uma elevada taxa de consumo de refeições sólidas com amido ao longo do dia: pequeno-almoço 34,5%; almoço 37,2%; jantar 17,6%, em comparação com cereais e grãos: 6,2%, 4,9% e 7,4% ou pão 14,7, 4,5 e 7,8%, respetivamente (p=0,99). O padrão de consumo de snacks revelou um elevado consumo de alimentos cozinhados (como bolo, chinchin), 12,7% e biscoitos, 7,6%, em comparação com frutos, 2,3% ou frutos secos, 0,3%, respetivamente (p= 0,75). A frequência do consumo de fast food e de bebidas açucaradas (mais de uma vez por semana) foi de 28,1 e 33,5%, respetivamente. 85,5% dos inquiridos praticam atividade física, nomeadamente: caminhar durante 30-45 minutos por dia, 29,1%; e pequenas tarefas da vida diária, como subir as escadas, 24,4%. Apenas 8,9% e 1,9%, respetivamente, praticam desportos de competição e actividades regulares de jogging, os restantes praticam formas menos extenuantes de atividade física, como saltar, tarefas domésticas, etc. (p= 0,182). O IMC médio foi de 22,1±3,4 kg/m2 , com um padrão que revelou IMC<18kg/m2 (baixo peso) em 1,1%; IMC 18 - 24,9kg/m2 (peso normal) em 82,2%; IMC 25 - 29,9 kg/m2 (excesso de peso) em 13,2%; e IMC >30kg/m2 (obesidade) em 3,4% dos inquiridos, respetivamente. A pressão arterial (PA) sistólica e diastólica média foi de 110,4 ± 9,9 mmHg e 70,8 ± 10,1 mmHg, respetivamente; 3,8% tinham PA >140/90 mmHg (hipertensão, WHO/JNC VII). A prevalência de factores de risco de DCV no grupo de estudo é inaceitavelmente elevada e exige esforços para inverter a tendência. Os factores de risco identificados incluem hábitos alimentares inadequados e um baixo nível de atividade física com elevado gasto calórico.

Temos de dar ênfase à educação sobre o estilo de vida, incluindo uma alimentação adequada e exercício físico, durante as sessões de ensino formais e informais, de modo a garantir uma população adulta saudável para o país.

A obesidade tem vindo a aumentar de forma constante e os dados que acompanham a sua ocorrência são utilizados como um método para acompanhar a prevalência de DCV na América. Os estudos supracitados descrevem em pormenor as causas e as soluções para reduzir esta epidemia. É importante educar os doentes sobre os seus factores de risco, bem como analisar de forma holística todos os componentes do estilo de vida e do historial de um indivíduo para determinar plenamente a inter-relação dos factores de risco.

A obesidade é um dos factores de risco de DCV, tal como definido pelo ACSM. Em particular, a obesidade infantil é um indicador da obesidade adulta e dos subsequentes factores de risco de doença coronária. Um estatuto socioeconómico mais elevado na infância está correlacionado com uma maior escolaridade dos factores de risco de DCV. A investigação cita mais variáveis interligadas ao risco cardiovascular do que apenas os sete factores delineados pelo ACSM. Os estudos demonstraram que os componentes do estilo de vida, como o estado civil, a variabilidade da frequência cardíaca, o número de gerações nos Estados Unidos e o estatuto socioeconómico, são causas subjacentes aos factores de risco mais prevalecentes. Não só a educação e a prevenção de

Foi demonstrado que os factores de risco de DCV são mais eficazes a partir de uma idade jovem, mas a educação e a comunicação do risco por parte dos médicos são essenciais. Quando os profissionais de saúde conseguem explicar mais claramente aos doentes os factores de risco e a sua inter-relação, o risco pode ser abordado e diminuído de forma mais eficaz e com melhor compreensão. As causas subjacentes aos factores de risco são um ponto importante a abordar pelos médicos se a mudança de estilo de vida for a receita para diminuir o risco. Se vivermos ou passarmos muito tempo num campus universitário, há muita exposição e educação sobre o que implica um estilo de vida saudável. No entanto, a investigação demonstrou que, apesar da exposição a um estilo de vida saudável, os estudantes universitários correm um risco potencialmente elevado de sofrer de DCV. Os estudantes demonstraram ter conhecimento dos factores de risco, mas não parecem praticar os comportamentos saudáveis que afirmam saber serem benéficos. Até à data, não foram realizados estudos específicos para determinar as percepções de risco dos professores e o risco real de DCV, uma vez que estão expostos ao mesmo estilo de vida saudável que os estudantes universitários. No entanto, têm sido realizadas intervenções de programas de caminhada para professores de escolas primárias. Com base nestes programas, é evidente que existe um problema conhecido no aumento das taxas de obesidade/risco de DCV na população docente e na população ativa.[68]

2.8 O EFEITO DA MODIFICAÇÃO DOS FACTORES DE RISCO

Tomar medidas que modifiquem um fator de risco não implica necessariamente que a probabilidade de uma doença cardíaca ou de um AVC seja eliminada. Além disso, quando um forte fator de risco está presente, tratá-lo - mesmo que o tratamento seja muito eficaz - não significa necessariamente que o risco seja reduzido. Felizmente, o tratamento dos principais factores de risco - tabagismo, hipertensão arterial e níveis elevados de colesterol - tem demonstrado reduzir a possibilidade de um ataque cardíaco.

Em geral, é um empreendimento científico monumental demonstrar que o tratamento ou a modificação de um fator de risco reduz o número de ataques cardíacos, acidentes vasculares cerebrais ou outras doenças cardiovasculares. Uma vez que a aterosclerose tem muitas causas e é quase sempre presente, em certa medida, em todos nós, os estudos que demonstram que um tratamento específico funciona são difíceis de conceber. Além disso, os resultados podem ser difíceis de interpretar e aplicar à população em geral.

Para que um estudo de um tratamento proposto (normalmente designado por ensaio clínico) seja válido, tem de ter um controlo: O tratamento deve ser testado contra outro tratamento ou contra nenhum tratamento. Num ensaio clínico, "tratamento" pode significar um medicamento ou uma modificação do comportamento, como fazer mais exercício ou comer menos gorduras saturadas. Os voluntários incluídos num estudo deste tipo devem ser representativos dos doentes em que o tratamento será utilizado. Por exemplo, se os sujeitos já tiverem aterosclerose avançada, o tratamento utilizado pode parecer ineficaz, quando na realidade poderia ter sido bem sucedido se tivesse sido iniciado mais cedo no decurso da doença. Se os indivíduos tiverem um risco muito baixo, o tratamento pode parecer não funcionar porque a probabilidade de a doença se desenvolver é muito pequena. Neste caso, seria difícil demonstrar uma diferença entre o grupo tratado e o grupo de controlo.

Os investigadores que realizam ensaios clínicos devem definir cuidadosamente a população a estudar e o benefício cardiovascular específico que esperam alcançar. Alguns tratamentos estudados foram erradamente considerados ineficazes quando, na realidade, o ensaio era simplesmente demasiado pequeno ou não durou o tempo suficiente para mostrar o benefício esperado.

Infelizmente, também, os ensaios clínicos concebidos para avaliar os benefícios ou riscos da terapêutica relativamente a acontecimentos clínicos demoram muito tempo a concluir. Devido aos enormes esforços e custos, é impossível conceber testes ideais para cada nova e alegadamente melhor abordagem terapêutica.

Os médicos têm de analisar os resultados dos inquéritos epidemiológicos e dos ensaios clínicos, sintetizar os dados, incorporar novas informações e aplicá-las a doentes individuais. Trata-se de uma tarefa difícil.[68]

2.9 FACTORES DE RISCO QUE NÃO PODEM SER ALTERADOS

2.9.1 IDADE

O risco de eventos cardiovasculares aumenta à medida que envelhecemos. Em muitos inquéritos epidemiológicos, a idade continua a ser um dos mais fortes indicadores de doença. Mais de metade das pessoas que sofrem ataques cardíacos têm 65 anos ou mais, e cerca de quatro em cada cinco que morrem desses ataques têm

com mais de 65 anos. É claro que nada pode ser feito para reduzir a idade. No entanto, uma atenção cuidada à alimentação e à manutenção da forma física pode atrasar as alterações degenerativas associadas ao envelhecimento.[68]

2.9.2 GÉNERO

Os homens são mais susceptíveis do que as mulheres de desenvolver doença coronária, acidente vascular cerebral e outras doenças cardiovasculares que são manifestações da aterosclerose. Quer isto se deva ao facto de as hormonas masculinas - androgénios - aumentarem o risco, quer se deva ao facto de as hormonas femininas -

estrogénios - protegem contra a aterosclerose não é completamente compreendido. É provável que ambos desempenhem um papel, mas que o papel protetor dos estrogénios seja o fator predominante. Isto parece ser apoiado pelo facto de o risco de doença cardíaca nas mulheres aumentar drasticamente após a menopausa, quando os seus corpos deixam de produzir estrogénio. No entanto, a doença cardíaca coronária é a principal causa de morte entre as mulheres americanas. Atualmente, as mulheres nos Estados Unidos vivem, em média, mais seis anos do que os homens. Recentemente, alguns estudos sugeriram que grande parte da diferença na esperança de vida pode ser explicada pelo facto de haver mais homens do que mulheres a fumar cigarros. Uma vez que há mais raparigas adolescentes a começar a fumar do que

Se esta tendência não for controlada, as mulheres poderão em breve ter tantas doenças coronárias e outras complicações do consumo de tabaco como os homens, ou mais. Se esta tendência não for controlada, as mulheres poderão em breve ter tantas doenças coronárias e outras complicações do consumo de tabaco como os homens, ou mais.[68]

2.9.3 HEREDITÁRIO

Não há dúvida de que algumas pessoas têm uma probabilidade significativamente maior de sofrer um ataque cardíaco ou um AVC por terem herdado uma tendência dos pais. Em alguns casos, como a hipercolesterolemia familiar (níveis muito elevados de colesterol no sangue), o padrão de hereditariedade é bem compreendido e os defeitos bioquímicos específicos estão bem caracterizados. No entanto, para a maioria dos factores de risco cardiovascular, a forma específica como a hereditariedade desempenha um papel não é de todo clara. Tal como em quase todas as situações na medicina, tanto a hereditariedade como o ambiente desempenham um papel e é muitas vezes difícil saber onde pára um e onde pára o outro.

a outra começa. As gerações anteriores não dispunham do nível de cuidados médicos de que agora usufruímos, nem da sensibilização geral para a saúde; os pormenores da doença que os avós ou mesmo os pais tiveram podem não ser exactos. Antes dos anos 60, muito mais pessoas fumavam e pouca ou nenhuma atenção era dada à alimentação e à boa forma física. Assim, **é** possível que os factores ambientais, e não os genes, tenham sido responsáveis pelo ataque cardíaco ou AVC do avô.

Em termos práticos, qualquer pessoa que tenha uma história familiar de doença cardíaca que tenha ocorrido numa idade precoce (abaixo dos 55 anos) deve ter um cuidado especial para reduzir o impacto de qualquer risco que possa ser controlado. Mesmo que se consiga controlar com sucesso os factores de risco conhecidos, há, infelizmente, uma série de caraterísticas hereditárias que ainda não identificámos e que, por isso, não podemos influenciar favoravelmente. Os indivíduos com uma história de doença cardiovascular aterosclerótica na família têm simplesmente de estar mais vigilantes se quiserem evitar ataques cardíacos e acidentes vasculares cerebrais. No entanto, devemos lembrar que quase todas as famílias têm algum membro que morreu de uma doença cardíaca ou dos vasos sanguíneos, uma vez que cerca de metade de todas as mortes são atribuíveis a estas doenças. Se estes episódios ocorreram em familiares com 75 ou 80 anos, pode não ser motivo de grande preocupação.

A hereditariedade também inclui a raça. Por razões que não são completamente compreendidas, os afro-americanos têm taxas consideravelmente mais elevadas de diabetes e de tensão arterial elevada, tanto moderada como grave, o que aumenta o risco global de doença cardíaca.[68]

3.1 FACTORES DE RISCO QUE PODEM SER ALTERADOS

3.2 TENSÃO ARTERIAL ELEVADA

A tensão arterial elevada, ou hipertensão, é o fator de risco que afecta o maior número de americanos e aquele sobre o qual temos mais conhecimento. As estimativas variam consoante a fonte, mas entre 35 milhões e mais de 60 milhões de americanos têm a tensão arterial elevada.

Existem várias formas de classificar a hipertensão arterial. É geralmente aceite que a pressão arterial elevada é definida como valores que excedem consistentemente 140/90 mmHg, quando medidos durante um período de tempo com uma braçadeira de pressão arterial (esfigmomanómetro). Os especialistas centram-se na pressão arterial diastólica, o menor dos dois números, que representa a pressão de repouso entre os batimentos cardíacos. Qualquer pessoa com uma leitura igual ou superior a 90 mm Hg tem hipertensão diastólica, independentemente do nível do número mais alto, que representa a pressão sistólica, ou de bombeamento.

Alguns indivíduos, particularmente aqueles com mais de 65 ou 70 anos de idade, têm o que se designa por

hipertensão *sistólica*. O comité de peritos mais recente define-a como uma pressão arterial sistólica igual ou superior a 160 mm Hg, quando a pressão arterial diastólica é inferior a 90 mm Hg.

De facto, os níveis das pressões sanguíneas sistólica e diastólica determinam o risco de um indivíduo. De facto, das duas leituras, a pressão arterial sistólica pode ser o melhor preditor de todas as complicações que atribuímos à hipertensão.

A informação inicial mais fiável sobre a pressão arterial elevada provém do Framingham Heart Study, que demonstrou desde cedo que, à medida que os níveis de pressão arterial sistólica e diastólica aumentam, aumenta também a probabilidade de um indivíduo desenvolver doença coronária, acidente vascular cerebral, insuficiência cardíaca congestiva, doença vascular periférica e problemas renais. A associação é mais forte para o AVC, embora também seja altamente significativa para outras doenças cardiovasculares. O Framingham Heart Study mostrou também que as pessoas com hipertensão tinham uma taxa de mortalidade mais elevada, quando somadas todas as causas, do que as pessoas com valores normais. Todas estas conclusões foram amplamente confirmadas por muitos outros estudos e aplicam-se tanto a homens como a mulheres, bem como a pessoas com 60, 70 anos ou mais.

A hipertensão é um problema especial para os afro-americanos. Globalmente, a percentagem de negros nos Estados Unidos com hipertensão é 50% superior à dos brancos ou asiáticos. Os homens negros com menos de 45 anos são particularmente susceptíveis de desenvolver problemas renais

insuficiência renal devido à hipertensão, acabando por necessitar de diálise ou de um transplante renal. Os negros têm também mais probabilidades do que os brancos de sofrerem um aumento do coração em consequência da hipertensão e, em última análise, de sofrerem de insuficiência cardíaca congestiva.

A hipertensão ocorre frequentemente em conjunto com outros factores de risco cardiovascular, nomeadamente a obesidade, níveis elevados de colesterol e triglicéridos e diabetes mellitus. Isto sugere que pode haver uma causa comum para estas condições, mas pode simplesmente acontecer que um fator ambiental, como comer em excesso, possa levar a alguns ou a todos estes problemas.

Existem muitos estudos que demonstram que o tratamento bem sucedido da hipertensão reduz substancialmente o risco acrescido associado à mesma. Felizmente, também, dispomos atualmente de muitos medicamentos anti-hipertensores bem tolerados que baixam a tensão arterial e podem ser tomados indefinidamente. Embora a maioria dos dados de tratamento se baseie em medicamentos, medidas como a perda de peso, a restrição de sal e o exercício físico também podem reduzir a tensão arterial. No entanto, até à data, nenhum estudo a longo prazo demonstrou de forma convincente que estas alterações do estilo de vida são tão eficazes como os medicamentos na prevenção de acidentes vasculares cerebrais e de outras complicações da hipertensão.[68]

COLESTEROL ELEVADO E AFINS

3.3 PROBLEMAS LIPÍDICOS

Os níveis elevados de lípidos séricos (colesterol e triglicéridos) são extremamente comuns e constituem um dos mais importantes factores de risco de doença cardíaca que podem ser alterados. No entanto, existe uma confusão considerável sobre o papel do colesterol como fator de risco cardiovascular. Estudos epidemiológicos demonstraram que o nível de colesterol total no sangue é um forte indicador da probabilidade de um indivíduo vir a desenvolver doença coronária e, em muito menor grau, um acidente vascular cerebral. A maioria dos especialistas considera os níveis inferiores a 200 mg/dl como normais e os níveis entre 200 e 239 mg/dl como limítrofes elevados. Os níveis superiores a 240 mg/dl apresentam um risco acrescido de ataque cardíaco - mais do dobro do risco dos níveis inferiores a 200 mg/dl. Cerca de um em cada quatro americanos pertence a esta última categoria.

Os níveis de colesterol total são constituídos por várias fracções. As mais importantes e mais bem estudadas são as lipoproteínas de alta densidade (colesterol HDL ou colesterol HDL) e as lipoproteínas de baixa densidade (colesterol LDL). Estes níveis e a sua relação entre si podem ser mais importantes do que os níveis de colesterol total na previsão do risco de doença cardíaca. Níveis de LDL superiores a 160 mg/dl estão definitivamente associados a um risco acrescido, enquanto valores entre 130 e 159 mg/dl são limítrofes. Em contrapartida, o colesterol HDL é a fração de colesterol que parece proteger contra a doença coronária. Quanto mais elevado for o nível de HDL, menor é o risco. Idealmente, deve ser de pelo menos 35 mg/dl. Um rácio entre o LDL e o HDL superior a 3,5 ou 4:1 aumenta o risco.

Muitos estudos não conseguiram demonstrar uma contribuição independente para o risco de doença coronária a partir de uma elevação dos triglicéridos, outro componente gordo no sangue. No entanto, dados recentes sugerem que os triglicéridos podem ser um importante fator de risco, especialmente nas mulheres e nas pessoas com diabetes mellitus.

Embora o perfil lipídico de um indivíduo seja afetado pela idade (o colesterol total aumenta com o passar dos anos), pelo sexo (as mulheres tendem a ter níveis mais elevados de HDL) e pela hereditariedade (o colesterol e os triglicéridos elevados tendem a ser familiares e algumas famílias têm níveis extremamente elevados), o quadro pode ser significativamente alterado através de modificações no estilo de vida. Uma dieta pobre em gorduras saturadas e colesterol reduz o colesterol sérico numa média de 5%, mas esta dieta pode ser mais eficaz em algumas pessoas. A regra geral é que o risco de doença coronária diminui em 2% por cada redução de 1% no colesterol sérico total.

A redução da ingestão de álcool nos consumidores excessivos e (para os que têm excesso de peso) do peso corporal pode reduzir significativamente os níveis de triglicéridos. O exercício físico regular reduz os triglicéridos e aumenta o colesterol HDL, e deixar de fumar também aumenta o colesterol HDL.

Para pessoas com níveis muito elevados de colesterol total e de colesterol LDL, a dieta e o exercício físico, por si só, podem não resultar numa redução suficientemente grande, pelo que estas medidas de estilo de vida podem ter de ser combinadas com medicamentos para baixar o colesterol.[68]

3.4 Lp(a)

A lipoproteína (a) ou "Lp little a" foi descoberta em 1963, mas a sua importância só foi apreciada recentemente. A Lp(a) é uma molécula composta pela porção proteica da lipoproteína de baixa densidade (LDL), denominada apoB100, e por outra proteína denominada apo(a). A apo(a) é muito semelhante quimicamente ao plasminogénio, uma substância natural que participa na dissolução de coágulos que se formam na corrente sanguínea. No entanto, a Lp(a) tem o efeito oposto. Interfere com o processo normal de lise (dissolução) do coágulo e, por isso, pode aumentar a probabilidade de ocorrência de um ataque cardíaco ou de um acidente vascular cerebral após a formação de um coágulo.

Estudos epidemiológicos recentes demonstraram que o aumento dos níveis de Lp(a) está associado a uma maior frequência de doença arterial coronária, aumento do entupimento (estenose) dos enxertos de bypass da artéria coronária e acidente vascular cerebral (doença cerebrovascular). O impacto dos níveis de Lp(a) no risco de doença coronária é tão forte como o observado com os níveis de colesterol total ou níveis reduzidos de lipoproteínas de alta densidade (HDL), e o aumento do risco atribuível a níveis elevados de Lp(a) é independente de outros factores de risco. Atualmente, dos medicamentos disponíveis, apenas o ácido nicotínico parece reduzir os níveis de Lp(a). Não é ainda claro se esta redução diminui o risco de desenvolver a doença.

3.5 FUMAR CIGARROS

O consumo de cigarros é um dos principais factores que contribuem para as doenças coronárias, os acidentes vasculares cerebrais e as doenças vasculares periféricas, apesar de os fumadores tenderem a ser mais magros e a ter uma tensão arterial mais baixa do que os não fumadores. Globalmente, estima-se que 30 a 40 por cento das cerca de 500 000 mortes anuais por doença coronária podem ser atribuídas ao tabagismo. Os indivíduos que fumam, independentemente do nível de outros factores de risco ou da história familiar, correm um risco significativo de doença coronária prematura e de morte. Os fumadores, por exemplo, têm menos hipóteses de sobreviver a um ataque cardíaco

do que os não fumadores. Os dados do Framingham Heart Study mostram que o risco de morte súbita aumenta mais de dez vezes nos homens e quase cinco vezes nas mulheres que fumam. O tabagismo é o fator de risco número um para a morte súbita cardíaca e para a doença vascular periférica.

Fumar cigarros com baixo teor de nicotina e alcatrão não diminui o risco de doença cardíaca, que é aumentado pelo efeito do fumo nas paredes dos vasos sanguíneos. De facto, algumas pessoas tendem a fumar mais e a inalar mais profundamente quando mudam para este tipo de cigarro, aumentando a sua exposição ao monóxido de carbono presente no próprio fumo.

Felizmente, o risco de doença cardíaca começa a diminuir rapidamente assim que os fumadores - mesmo os fumadores pesados e de longa data - param. Em última análise, o seu nível de risco é quase o mesmo que o das pessoas que nunca fumaram. [68]

3.6 OBESIDADE

Qualquer nível de excesso de peso parece aumentar o risco de doença cardíaca. A obesidade pode predispor ao desenvolvimento de outros factores de risco e, quanto maior for o grau de excesso de peso, maior será a probabilidade de desenvolver outros antecedentes de aterosclerose (como a hipertensão arterial e a diabetes) que aumentarão a probabilidade de desenvolvimento de doença cardíaca. As pessoas obesas (mais de 30% acima do seu peso corporal ideal) são as mais susceptíveis de desenvolver doenças cardíacas, mesmo que não tenham outros factores de risco. Um estudo recente que examinou mais de 100 000 mulheres com idades compreendidas entre os 30 e os 55 anos mostrou que o risco de doença cardíaca era mais de três vezes superior no grupo mais obeso do que no grupo mais magro.

Parece também que a forma como o nosso peso está distribuído pode ser ainda mais importante do que exatamente quanto pesamos. Existem dois padrões básicos de obesidade: um em que o excesso de gordura se encontra principalmente na zona abdominal (a "barriga de cerveja" ou forma de maçã) e outro em que os depósitos de gordura em excesso se formam à volta das ancas e das nádegas (a forma de pera). O primeiro tipo é denominado obesidade de padrão masculino ou obesidade androide; o segundo, obesidade de padrão feminino ou ginecóide.

A obesidade androide, que também se verifica nalgumas mulheres (especialmente após a menopausa), está associada a um risco acrescido de doenças cardiovasculares, especificamente, doenças coronárias e acidentes vasculares cerebrais. Uma regra geral é que a medida da cintura de um homem não deve exceder 90% da medida da anca e que a medida da cintura de uma mulher não deve ser superior a 80% da medida da anca. A obesidade androide parece estar mais intimamente relacionada não só com o risco, mas também com outros factores de risco cardiovascular - nomeadamente hipertensão, triglicéridos elevados, colesterol HDL baixo, níveis elevados de açúcar no sangue e diabetes mellitus. A caraterística comum a todas estas condições é um aumento do nível de insulina (a hormona que regula o metabolismo do açúcar no corpo) no sangue e uma condição chamada resistência à insulina, em que os tecidos do corpo (especialmente os grandes músculos) não respondem normalmente à insulina. A probabilidade de a distribuição da gordura e a resistência à insulina estarem relacionadas com a genética aponta novamente para o papel fundamental da hereditariedade no risco de doença.

3.7 DIABETES MELLITUS

Os indivíduos com diabetes mellitus, especialmente aqueles cuja diabetes ocorre na idade adulta, têm uma incidência aumentada de doença coronária e de acidente vascular cerebral. As pessoas que têm níveis de açúcar no sangue ligeiramente elevados, mas não têm diabetes detetável, também têm um risco acrescido de desenvolver estes problemas. Muitos indivíduos cuja diabetes começa após os 40 ou 50 anos de idade (a chamada diabetes de início na idade adulta ou diabetes tipo II) têm níveis de insulina circulante mais elevados do que o normal. O principal papel da insulina, uma hormona produzida pelo pâncreas, é manter o açúcar no sangue a níveis normais e ajudar este combustível corporal a entrar em cada um dos órgãos do corpo.

células. Por alguma razão, alguns indivíduos não respondem tão prontamente à insulina, e é necessário mais para fazer o trabalho; eles têm resistência à insulina. Níveis elevados de insulina podem aumentar a pressão arterial e ajudar na deposição e reduzir a remoção do colesterol das placas nas artérias. Estas duas acções aumentam a probabilidade de desenvolvimento da aterosclerose e das suas complicações.

Felizmente, a redução de peso e o exercício físico podem melhorar a queima de açúcar no sangue (glicose) e prevenir ou retardar o aparecimento da diabetes.

Os indivíduos que desenvolvem diabetes na infância (a chamada diabetes de início juvenil ou diabetes tipo I) têm maior probabilidade de desenvolver problemas renais e oculares do que doenças coronárias ou acidentes vasculares cerebrais. Neste tipo de diabetes, a insulina está ausente devido a uma doença no pâncreas.[68]

CAPÍTULO 3

METODOLOGIA

3.1 Área de estudo

O estudo foi efectuado na Universidade Obafemi Awolowo, em Ile-Ife, no Estado de Osun, na parte sudoeste da Nigéria. A Universidade está situada numa vasta extensão de terreno que totaliza 11 861 hectares em Ile-Ife, no Estado de Osun.

A Universidade compreende o campus central, a área residencial dos estudantes, os alojamentos do pessoal e uma quinta de ensino e investigação. O campus central compreende as unidades académicas, administrativas e os centros de serviços. A área residencial dos estudantes é composta por 10 residências universitárias e uma residência de pós-graduação. Existem muitos restaurantes. Existe uma central eléctrica, uma barragem e uma estação de tratamento de águas. O número de matrículas é de cerca de 12.000 para a licenciatura e 6.000 para a pós-graduação.

3.2 A população do estudo

A população do estudo inclui os novos licenciados da Universidade Obafemi Awolowo admitidos para a sessão académica de 2010/2011.

3.3 Conceção do estudo

O estudo foi um estudo descritivo transversal.

Os participantes no estudo eram novos estudantes universitários que se inscreveram no centro de saúde da universidade para a nova sessão. Foram recrutados assim que entraram na sala de consulta para avaliação, tendo-lhes sido entregue uma cópia do questionário para lerem, após o que lhes foram colocadas questões e solicitado o seu consentimento. Em seguida, foi dito a cada participante que fizesse a sua última refeição até às 20h00 e que não comesse nada antes da manhã anterior, e que se apresentasse nas instalações entre as 8h00 e as 10h00 para efetuar os testes de glicemia em jejum e de perfil lipídico em jejum. Os indivíduos que manifestaram interesse em participar marcaram a sua hora de consulta, que durou mais de 2 meses. Os indivíduos preencheram um questionário composto por quatro segmentos: dados sócio-demográficos, factores de estilo de vida (actividades e hábitos), exame físico/medidas e recordação da dieta. Os critérios de exclusão baseavam-se nos estudantes que tinham tomado o pequeno-almoço antes de vir. . Os participantes compareceram na data e hora marcadas, tendo preenchido o questionário, seguido da medição da altura com um estadiómetro calibrado, da medição do peso corporal com uma balança normalizada e da medição da tensão arterial com um esfigmomanómetro de mercúrio e um estetoscópio. Foi colhida uma amostra de sangue em jejum (ou seja, sem alimentos nas 10-12 horas anteriores à colheita de sangue) para avaliar o perfil lipídico (colesterol total, triglicéridos, HDL e LDL) e as concentrações de glucose. Foram colhidos cinco mililitros de sangue de cada participante, que foram recolhidos em frascos de amostras para a análise do açúcar no sangue em jejum (FBS) e em frascos simples para a análise dos perfis lipídicos. A análise do FBS foi efectuada utilizando o reagente do kit randox imediatamente após a colheita de sangue. As amostras de sangue para os perfis lipídicos foram centrifugadas e separadas no laboratório, tendo os soros sido congelados. As amostras foram reunidas durante uma semana, após o que foram efectuadas as análises.

3.4 Estimativa da dimensão da amostra

O número total de novos estudantes universitários admitidos na sessão 2010/2011, durante a qual o estudo foi efectuado, foi superior a 4500 estudantes.

$N = Z^2 \, pq/d^2$

Z = desvio normal padrão (1,96)
P = proporção de sucesso ou prevalência 50%

Q = percentagem de insucesso (1- 0,50)

D = nível de precisão 95% (0,05)

$N = (1,96)^2 \times 0,50(1-0,50)/(0,05)^2$

$= 3.8416 \times 0.25/0.0025$

$= 384.16.$

A dimensão da amostra calculada foi de 384 participantes.

3.5 Técnica de amostragem

Foi selecionado um total de trezentos e noventa e sete novos estudantes universitários através de uma técnica de amostragem aleatória simples. No entanto, os novos estudantes de pós-graduação não faziam parte dos participantes selecionados.

3.6 Recolha de dados

Os dados foram recolhidos através de um questionário estruturado composto por três secções. Os questionários foram pré-testados na clínica de ambulatório do centro de saúde da universidade. Os dados antropométricos foram recolhidos utilizando um estadiómetro e uma balança calibrada para medir a altura e o peso, respetivamente. A pressão sanguínea foi medida com a ajuda de um estetoscópio e de um esfigmomanómetro de mercúrio, tendo sido recolhidas amostras de sangue em jejum para análise do perfil lipídico e do nível de glicose.

Trezentos e noventa e sete estudantes foram recrutados para o estudo, dos quais trezentos e oitenta e sete eram totalmente elegíveis e foram-lhes administrados questionários, após o que foram recolhidas medidas antropométricas e amostras de sangue em jejum.

3.7 Análise dos dados

Os dados descritivos foram expressos como médias ± valores S.D. . O teste do qui-quadrado foi utilizado, quando aplicável, para avaliar a significância das diferenças de prevalência entre subgrupos. O teste t independente foi utilizado para comparar as médias de dois grupos independentes e a ANOVA para comparar as médias de mais de dois grupos independentes. O valor de $p < 0,05$ foi considerado significativo, utilizando o software SPSS versão 15 .

3.8 Questões éticas

A autorização para a realização do estudo foi obtida junto do Diretor Médico do Centro de Saúde da Universidade Obafemi Awolowo. O consentimento informado dos participantes também foi obtido oralmente e de livre vontade antes da realização do estudo. A finalidade e os objectivos do estudo foram explicados aos participantes.

3.9 Limitações.

Só foram incluídos no estudo os estudantes recém-licenciados que se dirigiram ao centro de saúde da universidade. Entre os novos estudantes que visitaram a clínica, apenas foram incluídos no estudo os que se apresentaram para registo médico.

CAPÍTULO 4

RESULTADOS

Foram administrados trezentos e noventa e sete mil questionários, dos quais trezentos e oitenta e três foram recebidos e totalmente processados para análise. As respostas dos dados foram expressas em percentagens, conforme apresentado nos quadros.

Quadro 1. Perfil sócio-demográfico dos inquiridos

Gender	Frequency	Percentage
Male	191	49.9
Female	192	50.1
Age of respondents		
16-25	374	97.7
26-35	8	2.1
>35	1	0.3
Ethnicity		
Yoruba	315	82.2
Igbo	61	15.9
Hausa	7	1.8
Religion		
Christianity	321	83.8
Islam	62	16.2
Marital status		
Single	379	99.0
Married	4	1.0

Quadro 2 Distribuição dos inquiridos por faculdade.

	Frequency	Percentages
Agriculture	16	4.2
Arts	52	13.6
Humanities	126	32.8
Sciences	63	16.4
Social Sciences	76	20.0
Technology	50	13.0
TOTAL	383	100.0

This table 2 represents the faculty distribution of the participants.

No quadro 1, cerca de 97,7% dos inquiridos tinham idades compreendidas entre os 16 e os 25 anos, dos quais 191 (49,9%) eram do sexo masculino e 192 (50,1%) do sexo feminino. A maioria dos inquiridos (82,2%) era de etnia iorubá e 83,8% eram predominantemente cristãos. Cerca de 99% eram solteiros, com uma idade média de 20,31±2,85 anos.

Tabela 3: Caraterísticas do envolvimento em atividade física/exercício.

Engage in Physical activity	Male	Female	Total
Yes	156	157	313(81.7%)
No	35	35	70(18.3%)
Total	191	192	383(100%)

$X^2(1) = 0.001$, $p > 0.05$

Na tabela 3: 313 (81,7%) dos inquiridos praticam atividade física/exercício, enquanto 70 (18,3%) não praticam atividade física.

Quadro 4 . Tipo de atividade/exercício

	Frequency	**Percentage**
Jogging	30	7.8
Walking	174	45.4
Sports	67	17.5
Jogging & Walking	6	1.6
Jogging & Sports	6	1.6
Jogging,walking&sports	10	2.6
Walking & Sports	7	1.8
Others	13	3.4
None	70	18.3

No quadro 4 acima, 45,4% praticam caminhadas, 17,5% praticam desporto e 18,3% não praticam qualquer atividade física.

Tabela 5. Número de vezes de atividade por semana

	Frequency	Percentage
0	78	20.4
1-3	150	39.2
4-6	27	7.0
> 7	128	33.4
Total	383	100.0

O quadro 5 mostra que mais de três quartos dos inquiridos realizam actividades mais de uma vez por semana.

Tabela 6 Prevalência do tabagismo e género afetado.

	Smoking		
Gender	Yes	No	Total
Male	4 (1.04%)	187 (48.8%)	191 (49.8%)
Female	0 (0.0%)	192(50.1%)	192 (50.1%)
Total	4 (1.0%)	379 (98.9%)	383 (99.09%)

Tabela 7. Duração do tabagismo em meses

Duration in Months	Frequency	Percentage
0	379	0
24	1	0.3
30	1	0.3
36	2	0.5

4(1,0%) dos estudantes fumam e todos eles são do sexo masculino, com uma duração média de 0,33 meses ± 3,24 e 0,07 paus ± 0,67 por semana.

Tabela 8. Consumo de álcool entre os inquiridos.

	Alcohol Consumption		
Gender	Yes	No	Total
Male	17 (4.4%)	174 (45.4%)	191
Female	6 (1.6%)	186 (48.6%)	192
Total	23 (6.0%)	360 (94.0%)	383

X^2 (1)= 5,65 , p < 0,05

23 (6%) dos inquiridos consomem álcool, sendo 17 (4,4%) do sexo masculino e 6 (1,6%) do sexo feminino.

Tabela 9. Frequência dos tipos de álcool consumidos

Types of alcohol consumed	Frequency	Percentage
Beer	16	4.2
Gin	4	1.0
Red wine	3	0.8
None	360	94.0

A tabela acima apresenta a cerveja 16 (4,2%) como o tipo de álcool mais consumido pelos inquiridos.

Tabela 10. Consumo de fast food pelos inquiridos.

Do you consume fast foods?	Frequency	Percentage
Yes	254	66.3
No	129	33.7
Total	383	100.0

De todos os participantes, 254 (66,3%) consomem fast food e os restantes 129 (33,7%) não consomem fast food.

Tabela 11. Consumo semanal de fast food entre os inquiridos.

How often do you consume fast foods in a week?	Frequency	Percentage
Everyday	45	11.7
Sometimes	209	54.6
Never	129	33.7
Total	383	100.0

O quadro acima descreve a frequência de consumo de fast food pelos estudantes semanalmente, 45 (11,7%) consomem-na regularmente, ou seja, todos os dias, e 129 (33,7%) nunca a consomem.

Tabela 12. Tabela que mostra a associação entre género e consumo de fast food

	Yes	No	Total
Male	130 (33.9%)	61 (15.9%)	191 (49.9%)
Female	124 (32.4%)	68 (17.8%)	192 (50.1%)
Total	254 (66.3%)	129 (33.7%)	383 (100.0%)

Tabela 13. Distribuição da Classificação do Índice de Massa Corporal.

BMI classification	Frequency	Percentage
Underweight	75	19.6
Normal range	268	70.0
Overweight	38	9.9
Obese	2	0.5
Total	383	100.0

Tabela 14. Distribuição do IMC por género

BMI Classification	Male	Female	Total
Underweight	26	49	75
Normal range	148	120	268
Overweight	17	21	38
Obese	0	2	2
Total	191	192	383

X^2 (3) = 12.39 , $p < 0.05$

Dos quadros acima, a maioria 268 (70,0%) dos inquiridos tinha um índice de massa corporal normal, enquanto 38 (9,9%) tinham excesso de peso e apenas 2 (0,5%) eram obesos, sendo todos do sexo feminino.

Tabela 15. História de morte súbita inexplicada na família.

Family history of Sudden death.	Frequency	Percentage
Yes	43	11.2
No	340	88.8
Total	383	100.0

Tabela 16. Classificação da morte súbita.

Group of origin of causes of sudden death	Frequency	Percentage
Cardiac	8	2.1
Non cardiac	35	9.1
Total	43	11.2

43(11,2%) dos alunos tinham antecedentes familiares de morte súbita, sendo que 8(2,1%) foram de causa cardíaca.

Tabela 17. Distribuição por Género da Classificação da Pressão Arterial Sistólica

Systolic BP classification	Male	Female	Total
Normal SBP (< 139 mm/Hg)	178 (46.5%)	179 (46.8%)	357 (93.2%)
High SBP (>139 mm/Hg)	13 (3.4%)	13 (3.4%)	26 (6.8%)
Total	191 (49.9%)	192 (50.1%)	383 (100.0%)

A pressão arterial sistólica superior a 140 mmhg é considerada um fator de risco para as doenças cardiovasculares.

A pressão arterial sistólica média foi de 114,15 ± 13,47. No entanto, 26 (6,8%) apresentavam uma tensão arterial sistólica elevada.

Tabela 18. Distribuição por género da classificação da pressão arterial diastólica.

Diastolic BP Classification	Male	Female	Total
Normal DBP (<89mm/Hg)	179 (46.8%)	184 (48.1%)	363 (94.9%)
High DBP (>89 mm/Hg)	12 (3.1%)	8 (2.0%)	20 (5.2%)
Total	191 (49.9%)	192 (50.1)	383 (100.0%)

Relativamente à pressão arterial diastólica, 20 (5,2%) tinham uma PA diastólica elevada, enquanto

363 (94,8%) tinham uma PA diastólica normal.

Tabela 19.

Diferença média entre os sexos na pressão arterial e nas medidas antropométricas da população estudada .

Variable	N	Mean	SD
Systolic Blood Pressure(mm/Hg)			
Male	191	115.13	13.13
Female	192	113.18	13.76
Diastolic Blood Presssure(mm/Hg)			
Male	191	69.36	11.21
Female	192	68.70	9.43
Variable	N	Mean	SD
Body Mass Index (kg/m^2)			
Male	191	21.24	2.58
Female	192	20.64	3.07
Weight(kg)			
Male	191	59.96	7.69
Female	192	53.49	7.92
Height (m)			
Male	191	1.68	0.82
Female	192	1.61	0.76

O fator de risco Obesidade é definido como um índice de massa corporal (IMC) > 30kg/m^2 . Um IMC > 30kg/m^2 constitui obesidade e, portanto, um fator de risco elevado para DCV. O IMC médio dos recém-licenciados foi de 20,94 ± 2,85, o que representa um baixo risco de DCV. No entanto, o IMC variou entre 30,22kg/m^2 e 15,14kg/m^2 e os dados individuais mostraram que 2 participantes estavam em risco de DCV.

A pressão arterial sistólica média foi de 114,15 mm/Hg ± 13,47.

Tabela 20.

Diferenças médias entre os sexos nos parâmetros lipídicos dos inquiridos.

Lipoproteína de alta densidade (HDL), lipoproteína de baixa densidade (LDL), açúcar no sangue em jejum (FBS).
Perfil de risco lipídico.

Os valores médios dos parâmetros lipídicos apresentados na tabela acima estavam dentro dos valores normais. No entanto, o valor de LDL está mais elevado nos estudantes do sexo masculino do que nos do sexo feminino.

Todos os factores de risco não lipídicos inquiridos eram prevalentes na população estudada em diferentes graus. Os factores de risco prevalecentes foram: tabagismo (1%), consumo de álcool (6%), PA sistólica elevada (6,8%), PA diastólica elevada (5,2%), nível de glicose no sangue deficiente (0,3%), obesidade (0,5%), excesso de peso (9,9%), consumo de fast food (66,3%), estilo de vida sedentário (18,3%), história familiar de morte súbita de causa cardíaca (2,1%).

CAPÍTULO 5
DISCUSSÃO

O objetivo do estudo era avaliar os factores de risco cardiovascular entre os estudantes recém-licenciados da Universidade Obafemi Awolowo. Partiu-se da hipótese de que os estudantes estariam em risco de sofrer de DCV, tendo em conta o seu consumo alimentar e hábitos de vida. As principais conclusões foram que a maioria dos estudantes não estava em risco de DCV, tendo em conta os seus perfis lipídicos, que se encontravam predominantemente dentro dos limites normais. No entanto, os perfis não lipídicos, que incluem o consumo de fast food, o sedentarismo e o excesso de peso, eram factores de risco que os expunham às DCV.

A faixa etária média dos estudantes universitários era semelhante à registada noutros estudos sobre estudantes nigerianos. Como esperado, a maioria (99,0%) dos estudantes não era casada. Também se registou uma predominância de cristãos na amostra. No entanto, não foi encontrada qualquer diferença significativa no risco de CV por religião.

A prevalência do tabagismo entre os estudantes neste estudo foi de 1%. Foi inferior à registada por Jamil et al[63] , que registou uma prevalência de 39,9% entre os estudantes de oito faculdades da Universidade de Bagdade, e de 1,9% entre os estudantes universitários da Universidade de Ibadan no estudo realizado por I.O Ameen et al[61] . Também foi inferior à registada por Al-taha et al[64] , que encontraram uma taxa de prevalência de tabagismo de 22,1% entre os estudantes de medicina da Universidade de Basrah em 1992. A prevalência do tabagismo entre as estudantes do sexo feminino que participaram neste estudo foi de 0%.

Além disso, o estudo revelou uma prevalência de 9,9% de excesso de peso, superior à registada nos países europeus, onde a prevalência de excesso de peso era de 8%. A prevalência do estilo de vida sedentário foi de 18,3%, o que, de acordo com o relatório da OMS (1999), corresponde a 60% da população mundial não ativa, o que é muito baixo, mas superior ao estudo realizado por

Jasim et al[60] , que foi de 9,5%.

Este estudo mostrou que a maioria dos estudantes consome comida rápida, com um valor de prevalência de 66,3%. Esta proporção pode refletir a natureza da sua dieta, que é composta principalmente por alimentos gordurosos, como fritos, manteiga, rolos de ovo, frango, etc. Também como resultado da rigorosa atividade académica que os impede de ter tempo para preparar a sua dieta de eleição, predispondo-os assim para o consumo de fast food. Os valores médios dos perfis lipídicos obtidos neste estudo estavam geralmente dentro dos limites normais, o que está de acordo com o estudo de Magda Antal et al[62].

Outra conclusão deste estudo foi a baixa prevalência de todos os perfis lipídicos em comparação com alguns países árabes e ocidentais[34,35,36,37,38] . Isto pode ser deduzido do envolvimento em actividades físicas de quase todos os participantes, que inclui caminhar das suas várias residências para a área académica, o que eles fazem diariamente, mas queima o excesso de gorduras no corpo. No entanto, o estudo revelou que o LDL é mais elevado nos estudantes do sexo masculino em comparação com os estudantes do sexo feminino, o que é corroborado pelos resultados, uma vez que os estudantes do sexo masculino são mais numerosos do que os estudantes do sexo feminino no consumo de alimentos rápidos, ingestão de álcool, tabagismo e praticam menos atividade física/exercício, o que os coloca em risco elevado de DCV.

Considerando as pressões sanguíneas sistólicas e diastólicas elevadas, estes valores são mais elevados nos estudantes recém-licenciados do sexo masculino do que nos do sexo feminino, pelo que é mais provável que os predisponham para doenças cardiovasculares mais tarde na vida.

Nenhum dos participantes se encontrava em risco de diabetes mellitus, com uma prevalência de apenas 0,3% de níveis de glucose no sangue diminuídos, o que é tolerável na faixa etária da população estudada.

Outro dado importante foi a prevalência de excesso de peso mais acentuada nas alunas recémlicenciadas do que nos alunos do sexo masculino, sobretudo com obesidade no sexo feminino. No entanto, a obesidade tem vindo a aumentar de forma constante e os dados que acompanham a sua ocorrência são utilizados como um método para acompanhar a prevalência das doenças cardiovasculares na América. É importante educar os estudantes sobre os seus factores de risco, bem como analisar de forma holística todos os componentes do estilo de vida e da história de um indivíduo para determinar plenamente a inter-relação dos factores de risco.

Em conclusão, este estudo revelou que os estudantes recém-licenciados do sexo masculino estão em risco de sofrer de DCV, em comparação com as estudantes do sexo feminino, no que diz respeito aos seus níveis de lipoproteínas de baixa densidade, hábito de fumar, pressão arterial e prevalência do consumo de álcool.

Não só se demonstrou que a educação e a prevenção dos factores de risco de DCV são mais eficazes a partir de uma idade jovem, como também é essencial a educação e a comunicação dos riscos no domínio da saúde pública. Quando os profissionais de saúde conseguem explicar mais claramente os factores de risco e a sua inter-relação aos doentes, o risco pode ser abordado e diminuído de forma mais eficaz e com melhor compreensão. As causas subjacentes aos factores de risco são um ponto importante a abordar se a mudança de estilo de vida for a receita para diminuir o risco.

Quando se vive ou passa muito tempo num campus universitário, há muita exposição e educação sobre o que implica um estilo de vida saudável. Mas a investigação demonstrou que, apesar da exposição a um estilo de vida saudável, os estudantes universitários correm um risco potencialmente elevado de sofrer de DCV. Com base neste estudo, as recomendações são as seguintes:

Criação de uma prática médica para adolescentes nas instituições de ensino superior, a fim de educar os caloiros sobre estratégias de prevenção de doenças e de assegurar a deteção precoce de perturbações como a hipertensão, a hiperlipidemia e a obesidade.

Prevenir e controlar esta doença cardiovascular através da modificação do regime alimentar e de programas de exercício físico:

a. Dieta - reduzir a ingestão total de calorias, com baixo teor de gordura ou alto teor de fibras

b. Aumentar a atividade física.

Melhorar as actividades de rastreio no Centro de Saúde da Universidade Obafemi Awolowo, incluindo o teste do perfil lipídico como parte dos testes a realizar durante o exercício de rastreio.

Dar ênfase à educação sobre o estilo de vida, incluindo uma dieta adequada e exercício físico durante as sessões de ensino formais e informais.

REFERÊNCIAS:

1. OMS. Relatório sobre a Saúde Mundial 2003, Capítulo 1: Saúde Mundial: os desafios actuais. http://www.who.int/entity/whr/2003/chapter1/en.html

2. Alwan A. Non-communicable diseases a major challenges to the public health in the region. Eastern Mediterranean Health J 1997; 3(1): 6-16.

3. Barrett S. Risk factors for CVD. www.quackwatch.org/03 Health promotion/cardiorisk.html. [Internet] acedido em 20/12/2002.

4. Aulikki, N., Ximena, B., & Pekka, P. (2001) Community-based non-communicable disease interventions: lessons from developed countries for developing ones. Boletim da Organização Mundial de Saúde **79,** 963-968.

5. Lenfant, C. (2001) Can we prevent cardiovascular diseases in low and middle-income countries? Boletim da Organização Mundial de Saúde **79**, 980-982.

6. Reddy, K.S. & Yusuf, S. (1998) Emerging epidemic of cardiovascular disease in developing countries. Circulation **97**, 596-601.

7. Pasternak RC, Abrams J, Greenland P, et al. Identification of CHD risk: is there a detection gap? 34ª Conferência de Bethesda. Task Force 1. J Amer Coll Cardiol 2003: 41(11): 1855-917.

8. Al-Hadad FH. Myocardial infarction in young Iraqi patients, changes of trendsof risk factors and complications over the past decade. J Fac Med Bagh 1989,31: 2 5-31.

9. Al-Kaubaisy OK, Mahdi RS, Al-Nooh MS. Risk factors in young male Iraqi patients with acute myocardial infarction. J Comm Med 1992; 5: 11-24.

10. Yassen YO. Ischaemic heart diseases and related risk factors in Missan Province (Doenças isquémicas do coração e factores de risco associados na província de Missan). Med J Basrah University 2005;23(2): 40-44.

11. Patel ST, Newman HA. Apolipoproteins. *Em* Pesce AJ, Kaplan LA (Ed): Methods in clinical chemistry. EUA, 1987:1145-50.

12. Chobanian AV, Bakris GL, Black HB, et al. The 7th report of the Joint National Committee on Prevention, Detection, and Treatment of high blood pressure. JAMA 2003; 289(9): 2560-72.

13. Frier BM, Truswell AS, Shepherd J, et al. Diabetes Mellitus. *Em* Haslett CH, Chillvers FR, Hunter JA, et al (Ed): Davidson's principles and practice of medicine. 18ª Ed, Churchill Livingstone, Londres, 2000: 480.

14. OMS: Obesity. preventing and managing the global epidemic. Série de relatórios técnicos 894, OMS, Genebra, Suíça, 2000.

15. Ajlaan SK. Lipid profile and physical activity. J Bahrain Medical society 2004; 16(4): 186-191.

16. Al-Shagrawi RA. Selected risk factors for CVD among Saudi men. Bahrain Med Bull 1998;

20(3): 106-10.

17. Karadsheh M, Sweq A, Akasheh M, et al. Plasma lipid profile in the male population of Jordanian armed forces. Bahrain Med Bull 1996; 18(3): 89-91.

18. Law M. Lipids and CVD.*In* Yusuf S, CairusJA, Camm AJ, et al(ed): Evidence based cardiology .BMJ books, BMA House, Londres, 1998: 191205.

19. Osman AK, Al-Nozha MM. Factores de risco de DAC em diferentes regiões da Arábia Saudita. East Medit Health J 2000;6(213): 465-74.

20. Conner LA. (1925) The Increasing Burden of Cardiovascular Disease. The American Heart Journal. 1925;1:115-116

21. Heron MP, Hoyert DL, Murphy SL, Xu JQ, Kochanek KD, Tejada-Vera B. Mortes: Final data for 2006 National Vital Statistics Reports. 2009;57(14). Hyattsville, MD: Centro Nacional de Estatísticas da Saúde.

22. Associação Americana do Coração (AHA) (2006). Cardiovascular Disease Statistics (Estatísticas das doenças cardiovasculares). Documento online da American Heart Association. Recuperado em 11 de fevereiro de 2010 da web:http://www.americanheart.org/presenter.jhtml?identifier=4478

23. Lloyd-Jones D, Adams RJ, Brown TM, et al. Heart Disease and Stroke Statistics- 2010 Update. A Report from the American Heart Association Statistics Circulation. 2010; 121:el-e170.

24. ACSM's Guidelines for Exercise Testing and Prescription, 8ª edição. Colégio Americano de Medicina Desportiva. Lippincott, Williams & Wilkins, Philadelphia: 2007.

25. Meng L, Maskarinec G, et al (1999). Lifestyle Factors and Chronic Diseases: Application of a Composite Risk Index. American Health Foundation and Academic Press, 29: 296-304.

26. Departamento de Agricultura dos Estados Unidos (USDA) (2010). A minha pirâmide. Recuperado em 12 de fevereiro de 2010 da World Wide Web: http://www.mypyramid.gov

27. Steenland K. Passive smoking and the risk of heart disease. JAMA 267:94-99, 1992.

28. . Kawachi I e outros. A prospective study of passive smoking and coronary heart disease. Circulation 95:2374-2379, 1997.

29. . Blair SN e outros. Changes in physical fitness and all-cause mortality: A prospective study of healthy and unhealthy men. JAMA 273:1093-1098, 1995.

30. 'Lee, I, Hsich C, Paffenbarger RS. Exercise intensity and longevity in men. JAMA 273:1179-1184, 1995

31. . Grundy SM e outros. Resumo do segundo relatório do painel de peritos do National Cholesterol Education Program (NCEP) sobre deteção, avaliação e tratamento do colesterol elevado no sangue em adultos. JAMA 269:30153023, 1993.

32. Wilson PW, D'Agostino RB, Levy D, Belanger AM, Silbershatz H, Kannel WB. Prediction of coronary heart disease using risk fator categories. *Circulation.* 1998;97:1837-1847

33. Eckel RH. Obesity and heart disease: a statement for healthcare professionals from the Nutrition Committee, American Heart Association. *Circulation.* 1997;96:3248- 3250

34. Painel de Peritos da Iniciativa de Educação sobre a Obesidade do NHLBI. *Clinical Guidelines on Identification, Evaluation, and Treatment of Overweight and Obesity in Adults (Diretrizes Clínicas para a Identificação, Avaliação e Tratamento do Excesso de Peso e da Obesidade em Adultos): The Evidence Report*. Bethesda, Md: National Institutes of Health, National Heart, Lung, and Blood Institute; 1998.

35. Krieger DR, Landsberg L. Mechanisms in obesity-related hypertension: role of insulin and catecholamines. *Am J Hypertens.* 1988;1:84-90

36. Denke MA, Sempos CT, Grundy SM. Excess body weight: an under-recognized contributor to dyslipidemia in white American women. *Arch Intern Med.* 1994;154:401-410.

37. Denke MA, Sempos CT, Grundy SM. Excess body weight: an underrecognized contributor to high blood cholesterol levels in white American men. *Arch Intern Med.* 1993;153:1093-1103

38. Tchernof A, Lamarche B, Prud'Homme D, Nadeau A, Moorjani S, Labrie F, Lupien PJ, Despres JP. The dense LDL phenotype: association with plasma lipoprotein levels, visceral obesity, and hyperinsulinemia in men. *Diabetes Care.*

1996;19:629-637

39. Bogardus C, Lillioja S, Mott D, Reaven GR, Kashiwagi A, Foley JE. Relationship between obesity and maximal insulin-stimulated glucose uptake in vivo and in vitro in Pima Indians. *J Clin Invest.* 1984;73:800-805.

40. Abate N, Garg A, Peshock RM, Stray-Gundersen J, Grundy SM. Relationship of generalized and regional adiposity to insulin sensitivity in men. *J Clin Invest.* 1995;96:88-98.

41. Mykkanen L, Ronnemaa T, Marniemi J, Haffner SM, Bergman R, Laakso M. Insulin sensitivity is not an independent determinant of plasma plasminogen activator inhibitor-1 activity. *Arterioscler Thromb.* 1994;14:1264-1271.

42. Giltay EJ, Elbers JM, Gooren LJ, Emeis JJ, Kooistra T, Asscheman H, Stehouwer CD. Visceral fat accumulation is an important determinant of PAI-1 levels in young, nonobese men and women: modulation by cross-sex hormone administration. *Arterioscler Thromb Vasc Biol.* 1998;18:1716-1722.

43. Rimm EB, Stampfer MJ, Giovannucci E, Ascherio A, Spiegelman D, Colditz GA, Willett WC. Body size and fat distribution as predictors of coronary heart disease among middle-aged and older US men. *Am J Epidemiol.* 1995;141:1117-1127.

44. Manson JE, Willett WC, Stampfer MJ, Colditz GA, Hunter DJ, Hankinson SE, Hennekens CH, Speizer FE. Body weight and mortality among women. *N Engl J Med.* 1995;333:677-685.

45. Manson JE, Willett WC, Stampfer MJ, Colditz GA, Hunter DJ, Hankinson SE, Hennekens

CH, Speizer FE. Overweight and mortality in Mexican Americans. *Int J Obes.* 1990;14:623-629.

46. Pettitt DJ, Lisse JR, Knowler WC, Bennett PH. Mortality as a function of obesity and diabetes mellitus. *Am J Epidemiol.* 1982;115:359-366

47. Stevens J, Keil JE, Rust PF, Tyroler HA, Davis CE, Gazes PC. Body mass index and body girths as predictors of mortality in black and white women. *Arch Intern Med.* 1992;152:1257-1262.

48. Flegal KM, Carroll MD, Ogden CL, et al (2010). Prevalence and Trends Among US Adults 1999-2008 (Prevalência e Tendências entre os Adultos dos EUA 1999-2008). Journal of the American Medical Association, 303(3) 325341.

49. Freedman DS, Khan LK, Dietz WH, et al (2001). Relationship of Childhood Obesity to Coronary Heart Disease Risk Factors in Adulthood: The Bogalusa Heart Study. Pediatrics: Journal of the American Academy of Pediatrics, 108: 712-718.

50. Barnhart JM, Wright ND, Freeman K, et al, (2008). Risk Perception and its Association With Cardiac Risk and Health Behaviors Among Urban Minority : The Bronx Coronary Risk Perception Study. American Journal of Health Promotion, 23(5): 339-342.23

51. Power C, Jefferis BJMH, Manor O (2010). Childhood Cognition and Risk Factors for Cardiovascular Disease in Midadulthood: The 1958 British Cohort Study. American Journal of Public Health, 100: 129-136.

52. Hall R, Saukko PM, Evans PH, et al (2007). Assessing Family History of Heart Disease In Primary Care Consultations (Avaliação da história familiar de doença cardíaca em consultas de cuidados primários): A Qualitative Study. Family Practice Advanced Access, 24: 435-442.

53. Lakka HM, Laaksonen DE, Lakka TA, et al (2002). The Metabolic Syndrome and Total and Cardiovascular Disease Mortality in Middle-aged Men (A Síndrome Metabólica e a Mortalidade Total e por Doenças Cardiovasculares em Homens de Meia Idade). Journal of the American Medical Association, 288: 2709-2716.

54. Meng L,Maskarinec G, et al (1999).Lifestyle factors and Chronic Diseases:Application of a Composite Risk Index.America Health Foundation and Academic Press, 29:296-304.

55. Lutsey PL, Roux AVD, Jacobs DR, et al (2008). Associations of Acculturation and Socioeconomic Status With Subclinical Cardiovascular Disease in the MultiEthnic Study of Atherosclerosis (Associações de Aculturação e Estatuto Socioeconómico com Doença Cardiovascular Subclínica no Estudo Multiétnico da Aterosclerose). American Journal of Public Health, 98: 19631970.

56. Randall G, Bhattacharyya MR, Steptoe A (2009). Marital Status and Heart Rate Variability in Patients with Suspected Coronary Artery Disease (Estado civil e variabilidade da frequência cardíaca em pacientes com suspeita de doença arterial coronária). Society of Behavioral Medicine, 38:115-123.

57. Spencer, Leslie (2002). Results of a Heart Disease Risk-Fator Screening Among Traditional

College Students (Resultados de um rastreio de factores de risco de doença cardíaca entre estudantes universitários tradicionais). Journal of American College Health, 50(6): 291297.

58. Siegel JM, Prelip ML, et al (2010). A Worksite Obesity Intervention: Results From a Group Randomized Trial. American Journal of Public Health, 100: 327-333.

59. LL.Adams-Campbell, MU Nwankwo et al (1988): Avaliação dos factores de risco cardiovascular em estudantes da Nigéria; Journals of the American Heart Association Arteriosclerosis 8:793-796

60. Jasim N Al-Asadi et al. Factores de risco cardiovascular entre estudantes universitários. Bahrain Med Bull 2006: 28(3)

61. I.O. Ameen, D O. Fawole,(2007). Prevalence of Risk Factors for Cardiovascular Disease among Nigerian Youth (Prevalência de factores de risco de doenças cardiovasculares entre os jovens nigerianos). *www.jhsph.edu/gatesinstitute/_pdf/policy_practice/.../1A.3.pdf*

62. Avaliação dos Factores de Risco Cardiovascular em Universitários Húngaros

Magda Antal, Katalin Nagy, Andrea Reg6ly-M^rei, Lajos Bиo, Csaba Szabo ,Borsika Rabin ; Ann Nutr Metab 2006;50:103-107

63. Jamil H, Mukhlis GM, Jamil LH. Epidemiological study on smoking habit among females in Baghdad city. Iraqi J Comm Med 1992; 5(1): 3-10.

64. Al-Taha MA. Smoking habits among Medical Students in Basrah University. Iraqi J Comm Med 1994;7(2): 231-7.

65. Haslam D.W, James W.P. Obesity. Lancet 2005; 366:1197-1209.

66. Yusuf S, Hawken S, Ounpuu S, et al . Effect of potentially modifiable risk fator associated with infarction in 52 countries (the INTERHEART case-control study) Lancet 2004; 364:937.

67. www.who.int/mediacentre/factsheets/fs317/en/index.html.

68. LIVRO DO CORAÇÃO DA ESCOLA DE MEDICINA DA UNIVERSIDADE DE YALE, CARDIOVASCULAR

FACTORES DE RISCO, Henry R. Black ; CAPÍTULO 3 ,PGS 23-34).

www.labtestsonline.org/understanding/conditions/cvd.html

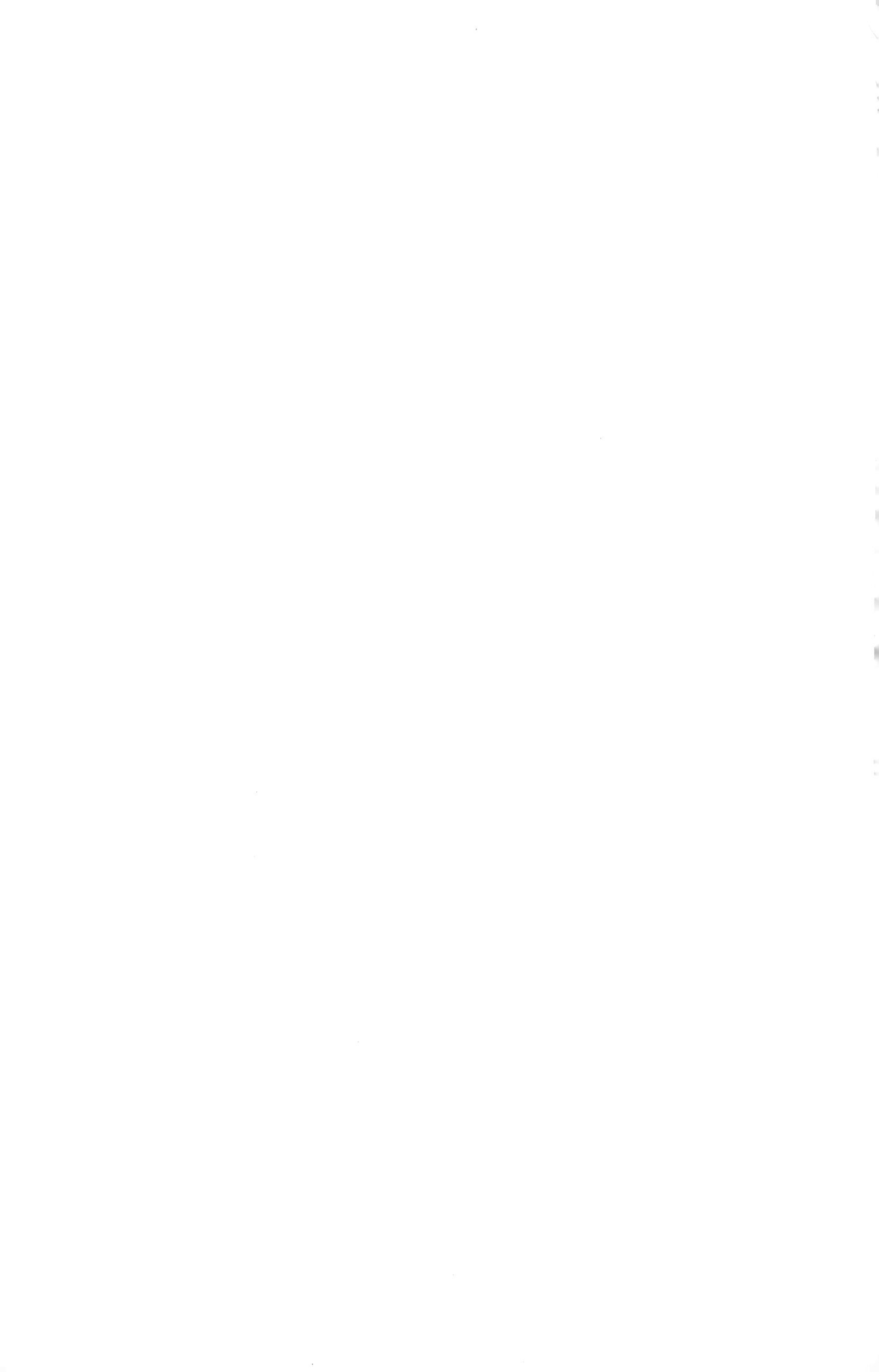

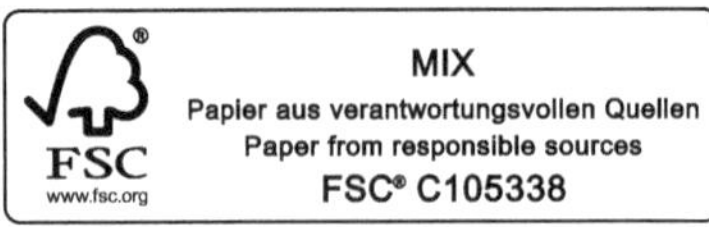

Printed by Books on Demand GmbH, Norderstedt / Germany